10秒筋膜放鬆操！

速效改善惱人腰痛、解除疲勞，活化全身讓你白天有活力、夜晚好入眠

瀧澤幸一 著
蔡麗蓉 譯

目錄

十秒筋膜放鬆操！速效改善惱人腰痛

序章　鬆弛臀部就能治好九成腰痛！

第一章

花十秒鬆弛臀部改善腰痛！

第二章

了解筋膜，才知道如何放鬆好好改善！

第三章　平時多用點心就能預防腰痛

第四章 特定原因的腰痛診斷方式及治療法

序章

鬆弛臀部就能治好九成腰痛！

你腰痛的原因不在腰，而是臀部出問題了

我從事針灸師一職已逾十年，過去曾為一萬名以上的患者治療過腰痛。

藉由這些經驗，我敢肯定地說：

「九成腰痛原因出在臀部」，

——所以只要鬆弛臀部，就能治好九成腰痛。

這裡所謂的腰痛，是指佔85%腰痛的**「非特異性腰痛」**。

非特異性腰痛意指經由醫師診察、X光線（X射線）或MRI（核磁共振成像）……等影像檢查後，仍無法釐清腰痛原因的症狀。

※一般來說「腰痛＝非特異性腰痛」，所以本書只要沒有事先說明，非特異性腰痛會以「腰痛」二字簡略表示。

話說，許多慢性腰痛一般皆視為**「肌筋膜性腰痛」**，由**「肌肉」**和**「筋膜」**引發。

所謂的筋膜，會包覆肌肉、骨骼、內臟、血管、淋巴管、神經…等全身所有部位，整體來說就是形塑出身體的「薄膜」。

筋膜這種組織，最近也是備受全世界矚目。

簡單以一句話來解釋的話，筋膜類似「全身緊身衣」。在我們的皮膚底下，存在著緊貼全身的筋膜緊身衣，將身體包覆起來。

我們的身體，大約由三十七兆個細胞所組成。

為了避免這些細胞分東離西，得靠筋膜才能將全身所有組織包覆起來，形塑出我們的身體。

假如將身體的筋膜移除，肌肉、骨骼及內臟將分崩離析，全身崩壞。

幸好這只是「假設」而已……。

保養臀部才能避免慢性腰痛

腰痛是指「腰會痛」的症狀。

這句話十分理所當然，不過也是因為如此，大家才總是認為「腰會痛＝原因出在腰」。

即便為專業治療師，不少人也存有這樣的迷思，所以無可厚非，但是**腰痛的原因並不在腰，大部分都是臀部出問題了。**

僵硬緊繃的臀部，才是造成腰痛的原兇。

所以，**單純治療腰部，腰痛也很難好轉。**

請大家冷靜下來回想看看，相信大家在腰部出現疼痛或僵硬…等症狀前，臀部就已經開始變硬，出現不適感或是動作已經發生異常了。

但是，很多人都忽視了這個徵兆，於是才會在不知不覺間，對腰部造成不良影響。

因此，第一步先來大略檢視一下，臀部為什麼會和腰痛有關係。請大家參閱次頁插圖，這就是腰部周圍的骨骼與關節。

腰痛的原因，是因為腰部周圍的骨骼和關節，也就是「骨盆」、「腰椎」及「髖關節」出問題了。

骨盆類似「腰部的地基」，位於上頭的脊椎（背骨）堪稱「身體的頂樑柱」，根部為腰椎，髖關節則位於骨盆兩側，算是「雙腳的根部」。

腰痛的原因出在「骨盆」、「腰椎」及「髖關節」

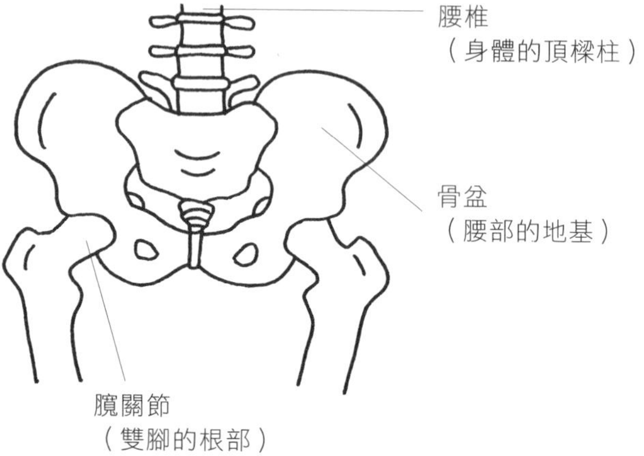

骨盆、腰椎及髖關節，彼此會產生連動。所以只要有其中一個部位發生異常，就會像骨牌推倒的原理一樣，對其他部位帶來不良影響。

舉例來說，一旦髖關節活動不順暢，單純因為這點原因，就會造成骨盆和腰椎的壓力變大。

就像這樣，異狀將波及到其他部位，於是骨盆會過度前傾或後傾，使得平時呈S型弧度的腰椎，變成接近筆直（垂直）的狀態．這樣一來，腰部周圍的肌肉和筋膜將會承受極大壓力，因此才會發展成腰痛。

肌肉外包筋膜，所以臀部肌肉會一起連動

腰痛起因於骨盆、腰椎和髖關節，而臀部肌肉則會深深影響到骨盆、腰椎及髖關節。全身約有六百塊肌肉，當中以臀部肌肉面積最大也最為有力。

這裡提到的臀部肌肉，為**「臀大肌」**、**「臀中肌」**、**「闊筋膜張肌」**、**「梨狀肌」**、**「髂腰肌」**……等肌肉的總稱。

分別大略說明如下：

- **臀大肌**為「主要的臀部肌肉」，形塑出臀部的外形。
- **臀中肌**與**闊筋膜張肌**屬於「臀部側邊的肌肉」。
- **梨狀肌**是「位於臀部內側的肌肉」。
- **髂腰肌**為連接「骨盆、腰椎、髖關節的肌肉」，就是會導致腰痛的部位。

臀部的肌肉有哪些？

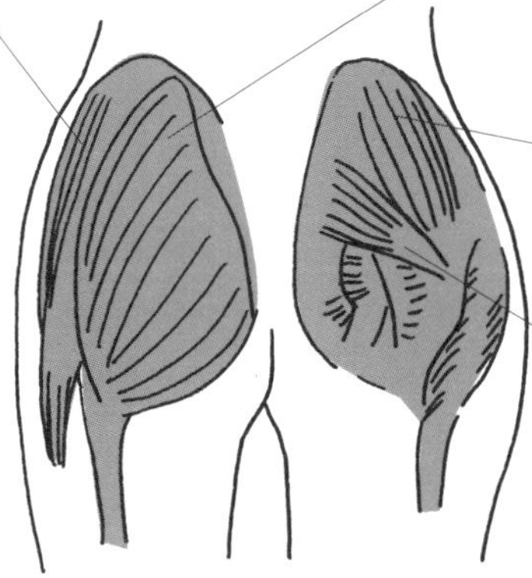
闊筋膜張肌
（位於臀部側邊的肌肉）
臀大肌
（主要的臀部肌肉）
臀中肌
（位於臀部側邊的肌肉）
梨狀肌
（位在臀部內側的肌肉）

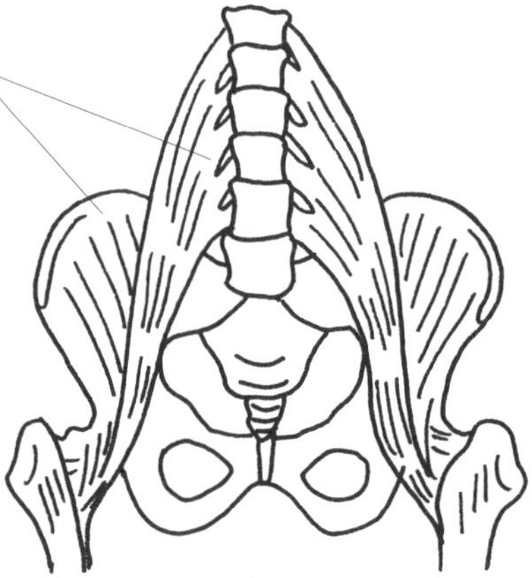
腰大肌＋髂肌＝髂腰肌
（連接骨盆、腰椎、
髖關節的肌肉）

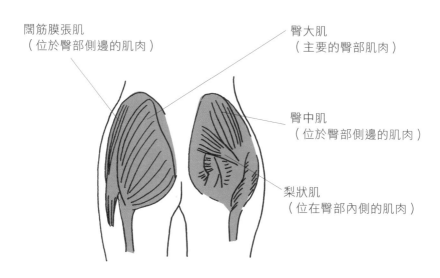

當這些臀部肌肉變硬，骨盆、腰椎及髖關節會出現什麼影響呢？

一旦臀大肌和臀中肌僵硬，骨盆就會變得過度後傾。

這樣一來，通常位在前方呈現一個弧度的腰椎，會變得接近筆直，使髖關節向外扭轉。

反過來說，要是闊筋膜張肌和髂腰肌變硬的話，這次又會變成骨盆過度前傾。

於是腰椎的弧度會過大，以致於髖關節向內側扭轉。

肌肉會透過筋膜網隨時保持連動，因此當整個臀部的肌肉僵硬，將造成骨盆、腰椎、髖關節發生異常，這種情形將演變成腰部肌肉和肌膜疼痛，才會使人「腰痛」。

萬一臀部的肌肉變硬，就會經由筋膜連帶影響到腰部肌肉出現緊繃、僵硬現象，因此這些影響又將導致腰痛惡化。

骨盆前傾和後傾所導致的肌肉緊繃現象

骨盆前傾（過度向前傾）造成肌肉緊繃

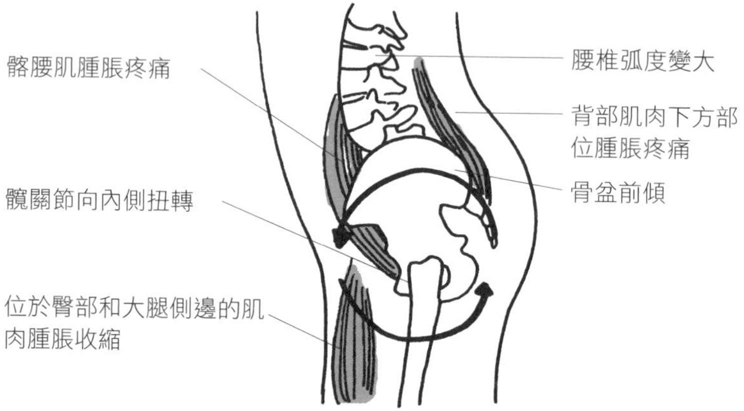

骨盆後傾（過度向後傾）造成肌肉緊繃

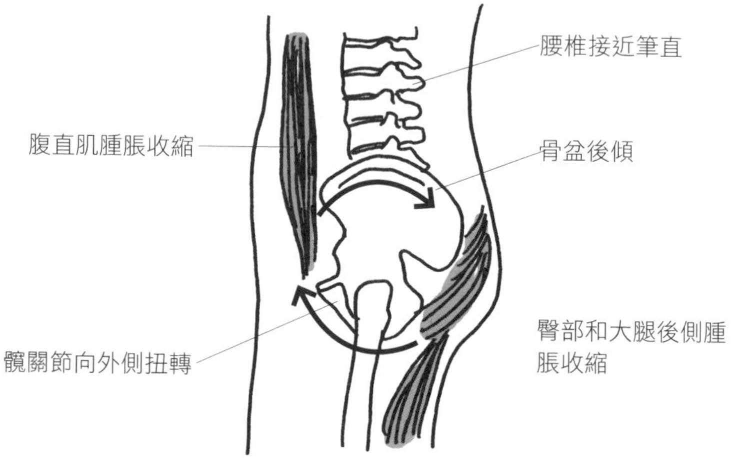

潛藏在肌肉與筋膜裡的痛覺感知器

肌肉與筋膜當中，分布著眾多「痛覺感受器」（這些感受器的專有名稱叫作**「傷害受器」**）。

其中**位於筋膜的痛覺感受器非常之多。**

請大家想像一下，日文俗稱「肉離」的「肌肉拉傷」會有多麼劇痛。

這種劇烈的疼痛，是因為肌肉與筋膜的痛覺感知器，受到雙重刺激所產生的劇痛。

這些感知器並非存在於骨頭當中，所以骨折時感覺到的疼痛，是因為包覆骨骼的肌膜感知器受到刺激的關係。

誠如前文所述，骨骼也有筋膜包覆著。

當臀部和腰部的肌肉與筋膜緊繃變硬時，感知器就會受到刺激而覺得痛。

而且，通過這些部位附近的**「毛細血管」**一旦受到壓迫，血液循環便會惡化，且增強痛感的物質（「緩激肽」及「前列腺素」）就會開始分泌出來，使得腰痛愈發強烈。

順便告訴大家，**臀部左右側的硬度並不相同。**

正常來說，都會有左右差異（可能是翹二郎腿時，左腳或右腳在上的習慣不同，因此發現臀部會出現右側較硬或是左側較硬的情形）。

臀部變硬的部分，加以伸展會較為舒服，一縮起來就會感覺疼痛。

因為習慣翹二郎腿時右腳在上的人，由於臀部右側較硬，所以大多會無意識地想要伸展右側臀部，於是多數人會在右側發生腰痛現象。

反過來說，習慣翹二郎腿時左腳在上的人，左側臀部較硬，出現左側腰痛的人會比較多。

翹二郎腿時，大家會習慣蹺哪一隻腳在上嗎？

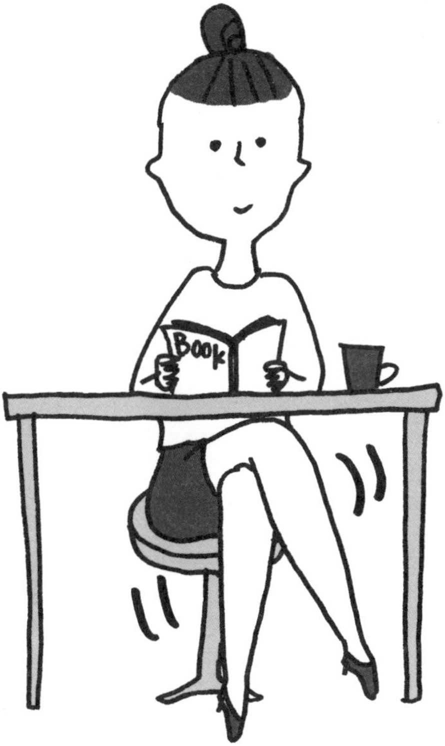

翹二郎腿時，習慣右腳在上的人，**臀部右側較硬。**

翹二郎腿時，習慣左腳在上的人，**臀部左側較硬。**

少動身體，所以臀部肌肉才會變硬

臀部緊繃和臀部僵硬會導致腰痛，而臀部會緊繃與僵硬，說穿了就是缺乏運動的關係。

雖然提到缺乏運動的問題，但也不是要大家去慢跑或是做肌肉訓練，沒必要養成如此高強度的運動習慣。

只要平時常走路，或是不搭手扶梯及電梯改爬樓梯，就會有很多機會能運動到臀部肌肉，少有機會走路或爬樓梯的人，臀部的肌肉才容易緊繃變硬。

肌肉（**骨骼肌**）會橫跨關節，將骨骼與骨骼連結起來。

所以，藉由肌肉的伸展收縮機制，關節才能活動（身體所有的動作，都會伴隨著肌肉伸展收縮下帶動的關節活動）。

萬一平時活動量少，缺乏運動的話，肌肉伸展收縮的機會就會大減，尤其日本人在這方面的傾向格外顯著。

澳洲雪梨大學針對全世界二十個國家的成人，調查日常生活坐著的時間，發現全世界二十個國家平均（中央值）為五小時，然而日本竟位居二十個國家的榜首，一天超出七小時（四二〇分鐘）。坐著時間最短的是葡萄牙人（兩個半小時），日本人竟超出二・八倍。

肌肉原本就是用來伸展收縮之用，老是坐著維持相同姿勢，強迫肌肉做這些不擅長的行為，才容易變硬萎縮。

這樣會導致肌肉及筋膜緊繃，不容易放鬆，引發「**僵硬萎縮**」現象。

如果一直將全身體重靠在椅子或沙發上，臀部肌肉就沒機會大展身手，這樣會導致臀部僵硬萎縮，成為腰痛的導火線。

解除腰痛的關鍵掌握在於索狀結節與激痛點

坐著的時間長，老是維持相同姿勢的話，臀部和腰部的肌肉與筋膜將出現僵硬萎縮現象。

最後會演變成**「索狀結節」**與**「激痛點」**。

這二個名詞想必大家都很陌生，這會成為腰痛的發生源，所以希望大家能深入了解一下。

所謂的索狀結節，就是發生在肌肉及筋膜的「硬塊」。用手指按壓感覺痠痛或腫脹的部位時，會覺得硬梆梆的「地方」，就是索狀結節。

肌肉和筋膜都是由「蛋白質的纖維」所組成，這些纖維糾纏難以鬆開的地方，就是索狀結節。

何謂索狀結節與激痛點？

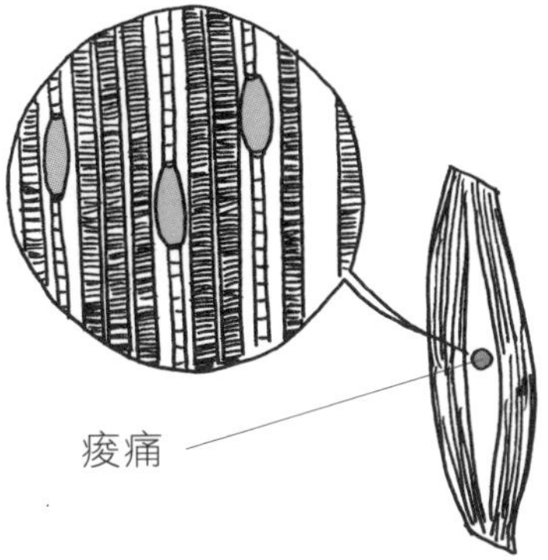

用手指按壓感覺痠痛或腫脹的部位時，會覺得硬梆梆的「硬塊」，如果產生劇痛的話，肌力就會變差，進而衍生出痠痛及腫脹的惡性循環……。

想要解開糾纏的繩索而去勉強拉扯的話，有時反而會纏得更緊，索狀結節可說就是類似這樣的狀態。

反觀**激痛點則是指發生於索狀結節當中「格外疼痛的點」。**

只要按壓此處，就會出現強烈疼痛的「壓痛點」。

意指會成為疼痛的Trigger（導火線），於是才會取名作「Trigger points（激痛點）」。

一提到「Points」，會讓人聯想到一個「點」，事實上壓痛點的「點」，是呈現帶狀分布（類似星星這樣有一大片的「點」浮現出天河般的感覺）。

※每次提到「索狀結節」或是「激痛點」，一般讀者恐怕難以想像，所以接下來會用容易理解的「硬塊」二字為大家作解說。

話說肌肉和筋膜屬於休戚與共的關係，所以一旦出現硬塊，肌肉和筋膜就會一路萎縮，肌肉也會變衰弱。

肌力減退的話，肌肉和筋膜會更容易變緊繃，因而陷入容易產生硬塊的不良循環當中。

另外，雖然肌肉和筋膜都會產生硬塊，不過這兩種硬塊卻有明顯差別。

因為只要刺激筋膜的硬塊，疼痛就會「波及」到其他部位，這些其他部位的疼痛，稱作**「關聯痛」**。

筋膜會將不同塊肌肉整個包覆起來形成一體化，所以疼痛會傳染給相連的筋膜。

因此腰痛可說是腰部肌肉硬塊形成的疼痛，加上臀部筋膜硬塊產生的關聯痛兩相混合而成。

惱人的坐骨神經痛原因不在神經而在激痛點？

會腰痛的人，大概都曾耳聞過**「坐骨神經痛」**此一名詞。

※順便為大家解說一下，坐骨神經痛並非病名，而是指腰痛擴大至雙腳的症狀。

一般來說，坐骨神經痛算是通過骨盆朝向雙腳延伸的**「坐骨神經」**，由於某些原因發生異常而引發的一種「神經痛」。

但是依據我過去的經驗，我認為坐骨神經痛其實是臀部筋膜硬塊的關聯痛。

我敢如此斷定，是因為假使是坐骨神經本身發生異常的話，在出現腰痛及雙腳疼痛、麻痺…等現象的同時，理應會引發肌肉萎縮及運動障礙。

何謂坐骨神經痛？

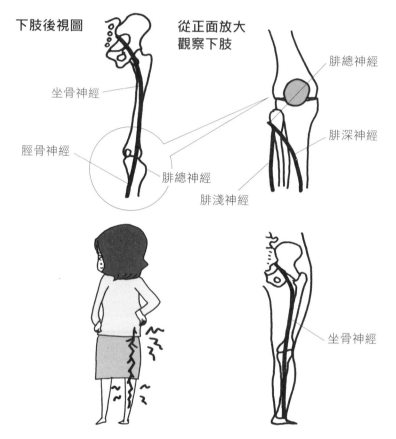

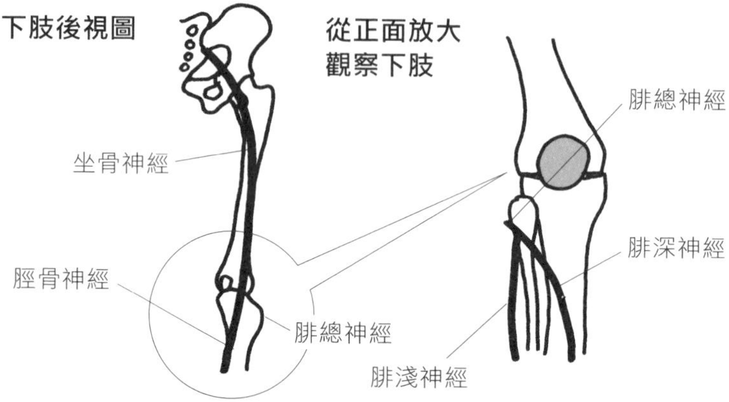

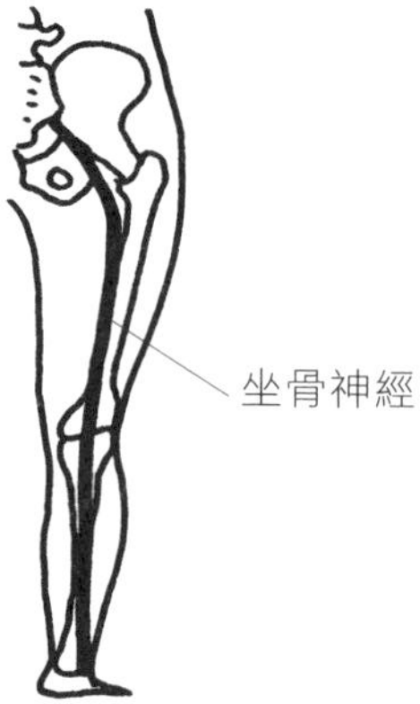

其實是臀部筋膜硬塊引起的關聯痛

坐骨神經是**「腓總神經」**與**「脛骨神經」**的總稱

- 當腓總神經發生異常，從膝蓋以下的下肢前側就會疼痛及發麻。
- 當脛骨神經發生異常，從膝蓋以下的下肢後側就會疼痛及發麻。

但是，多數反應會坐骨神經痛的患者，雖然雙腳會疼痛及發麻，但是大部分並不會出現雙腳肌肉萎縮，也不會發生運動障礙。

既然肌肉不會萎縮也沒有運動障礙，由此可見坐骨神經痛應該並非起因於坐骨神經本身發生異常所致。

所以我認為，坐骨神經痛的真正原因如下。

◎坐骨神經痛＝發生在臀部筋膜的激痛點（硬塊）所導致的關聯痛。

為了證實這項理論，於是我主動為身患坐骨神經痛的患者紓解臀部的硬塊，結果他們的坐骨神經痛都減輕了不少。

反過來說，如未加以舒緩臀部的不適，只是一味地鬆弛腰部，坐骨神經痛根本不會有所好轉。

手術反而治不好腰痛，每天先做十秒筋膜放鬆操再說

前來我治療院的患者當中，不少人曾經接受過骨科治療卻無法根治腰痛問題，來來去去各家治療院所之後，才終於前來我的治療院求診。

所以，每當我接到初診預約電話時，我一定會詢問對方「是否曾經動過手術」。

因為只要曾經動過手術，就算放鬆臀部後，也很難治好腰痛。

一旦接受手術動刀之後，就會損傷皮膚、皮下脂肪、肌肉及毛細血管，連帶覆蓋全身的筋膜連結也會遭切斷。

當然傷口過一段時間即會癒合，但是就算表面上看似接合在一起了，內部肌肉及筋膜的損傷卻還是超乎想像。

小時候皮膚受傷時，沒多久就能回復原狀不見疤痕，但是隨著年紀增長，不但復原速度變慢了，也容易留下傷痕。

上了年紀後，皮膚傷口復原速度會變慢，由此足以想像，體內的肌肉及筋膜的復原速度也會變慢。

再說，動刀後患部會曝露出來，有時候也會有接觸到空氣中細菌之虞。

雖然手術室為無菌狀態，但是並非完全無菌，所以肌肉及筋膜恐怕會藉由空氣感染到細菌。

先不論處於成長期復原力強的兒童，成人的肌肉和筋膜只要曾經用手術刀切斷曝露於細菌底下，相信很難回復到下刀前的健全狀態，機能不容易完全復原。

因為手術的關係而讓肌肉和筋膜的機能衰退之後，就算放鬆臀部，能夠緩解腰痛的可能性也會降低。

臀部和腰部的肌肉與筋膜變硬後，並無法透過伸展或按摩加以紓解。

想要擺脫肌肉和筋膜的緊繃僵硬現象，並消除硬塊，最有效的方法就是**「筋膜放鬆操」**。

做筋膜放鬆操時，會輕壓患部加壓，同時進行伸展，解放肌肉和筋膜，找回原本的機能。

接下來將針對一個人就能完成的筋膜放鬆操，為大家介紹將重點放在臀部的新型態腰痛改善法。

請大家抽出一點空閒時間，從每次十秒開始做起即可。這套臀部筋膜放鬆操作法很簡單，隨時都能實行，幫你找回不再疼痛及痠痛的每一天。

Column 腰部訓練 Q&A

在各章節最後的專欄，會以 Q&A 的模式，為大家介紹不知不可的注意事項，幫助大家將筋膜放鬆操的效果發揮至最大極限。

Q 每週做幾次比較好？

A 每天做效果最好！

反覆做筋膜放鬆操，肌肉和筋膜的狀態就會改善。

每個部位做十秒即可，所以請大家養成每天做筋膜放鬆操的習慣。

比方說，大家可以在早上起床時以及洗完澡後，早晚各做一次。

筋膜放鬆操能暫時調整肌肉和筋膜，但是肌肉和筋膜每天都會面臨新的壓力，使得疲勞及緊繃狀態不斷累積。

因此就和刷牙一樣，每天都做最有效果。

筋膜放鬆操的刺激性低，並不會對身體造成損傷，所以每天做也沒問題。

請大家放心地每天做做看吧！

Q 早晚何時做筋膜放鬆操最理想？
A 方便持之以恆的時間帶都行！

筋膜放鬆操什麼時候做都行，請大家在方便的時間、個人喜歡的時間點做就好。

因為凡事都要順應個人的生活節奏，才能持之以恆！

早上做有早上做的優點，晚上做有晚上做的好處。

早上做的話，能夠擺脫睡眠期間累積的肌肉筋膜緊繃沾黏情形，肌肉與筋膜放鬆後，動作就會更流暢，讓你一整天都能過得活力十足。

晚上做的話，可以解除白天累積的肌肉筋膜緊繃沾黏情形，使疼痛及痠痛減輕，得以熟睡到天亮。

依循這些基本原則，如果非要總結出一個筋膜放鬆操的最佳時間點，應該是在「入浴後」做最為理想，因為筋肉和筋膜具有一個特徵，就是溫熱後更容易解放。

入浴後，經由熱水的溫熱作用，血液循環會變好，筋肉和筋膜會熱起來。

趁著洗好澡離開浴室，身體還暖呼呼的時候解放筋膜的話，更容易調整肌肉和筋膜的異常狀態。

只不過，浸泡在過熱的熱水裡對身體並沒有好處。因為當人泡在超過40度的熱水裡，交感神經會處於優勢，使身體緊張起來，肌肉和筋膜也會不容易放鬆。

所以建議大家用38度左右的熱水泡澡，讓身體從內部溫熱之後，保持體溫避免受寒，再接著做筋膜放鬆操。

第1章

花十秒鬆弛臀部改善腰痛！

善用浴巾捲或鋁箔紙芯，鬆弛臀部、舒緩腰部！

飽受腰痛所苦的人，請一定要來嘗試看看十秒就能完成的簡易筋膜放鬆操。

多數腰痛的起因源自臀部，因此只要藉由筋膜放鬆操，使臀部肌肉和筋膜回復原狀，許多人的腰痛就會舒緩許多。

筋膜放鬆操，是一種利用極輕力道按壓患部，再加以長時間伸展，同時鬆弛肌肉和筋膜的放鬆方式。

想靠一己之力放鬆筋膜時，最有效的工具就是「浴巾捲」。

所謂的浴巾捲，就是用浴巾包覆稍微厚一點的雜誌再捲成筒狀。

筋膜放鬆操不像按摩或指壓，會在患部針對某個「點」用力按壓，而是以「面」的方式，於硬塊呈帶狀分布的部分加以鬆弛。

運用浴巾捲，可以針對患部一整面的地方進行鬆弛動作，使肌肉和筋膜都容易獲得放鬆。

力道不必像按摩或指壓如此強勁，所以雙手一點都不會累。

浴巾捲的作法如次頁所述（當浴巾捲變型鬆開時，請再重新捲一次）。

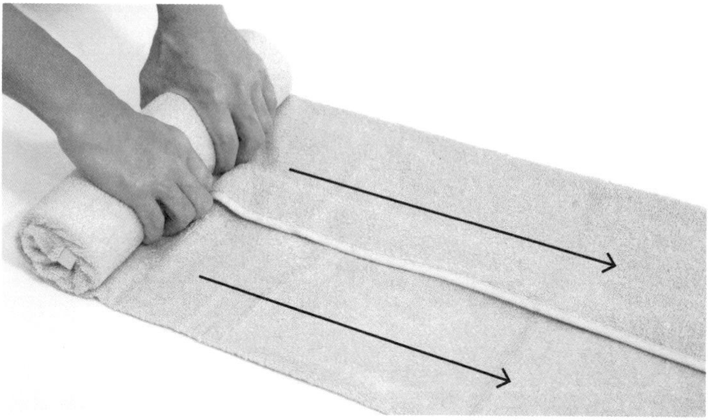

【步驟三】用浴巾將雜誌捲起來

浴巾的兩端往中央折，使擺在正中央的雜誌被包起來一樣，再將雜誌作為浴巾捲的芯，用浴巾包好捲起來，同時如同在捲壽司捲的作法，隨時往自己的方向用力，這樣就能捲出一個緊實的浴巾捲了。

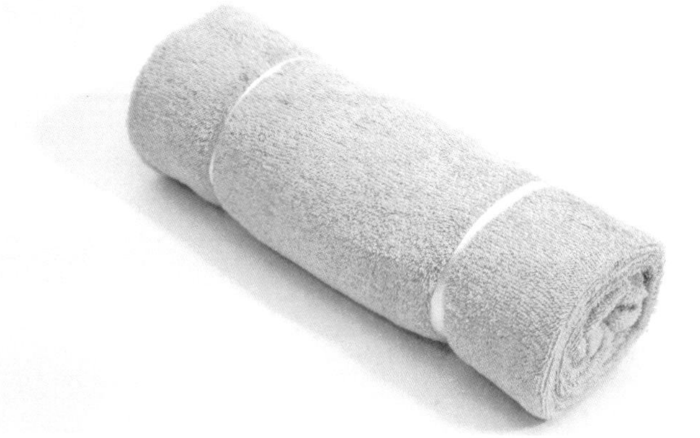

【步驟四】用繩子綁好以免變型

緊實地捲好之後，用塑膠繩將兩端用力綁緊固定好，以免變型。這樣直徑 10-15 公分左右的浴巾捲就完成了！

◉筋膜放鬆操專用浴巾捲的製作方式

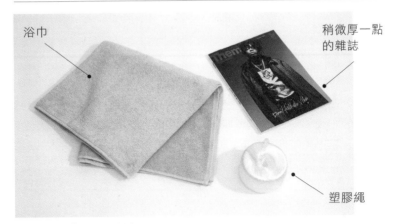

【步驟一】準備材料

①大尺寸的浴巾一條

②約 A4 大小稍微厚一點的雜誌一本

③用來束緊的打包用塑膠繩

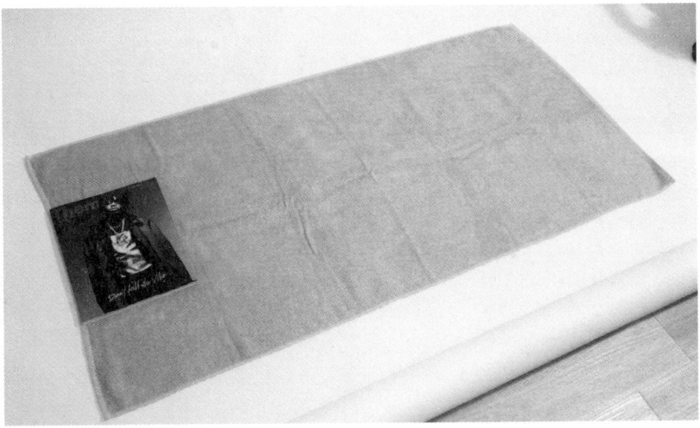

【步驟二】將雜誌擺在浴巾上

浴巾攤開，再將雜誌擺在浴巾邊緣的正中央。

鬆弛臀部的四種基礎筋膜放鬆操

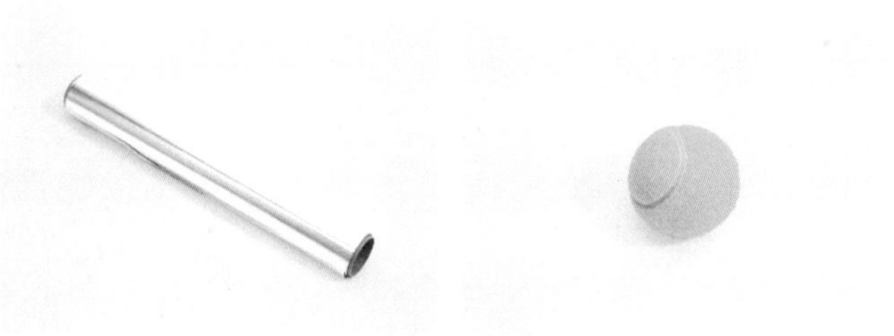

也可以試著運用鋁箔紙芯或網球。

除了浴巾捲之外，食品用的鋁箔紙芯或是網球，也能用來作為筋膜放鬆操的工具。

食品用的鋁箔紙芯，會比毛巾捲更方便在狹窄範圍做筋膜放鬆操。

請大家用雙手拿著使用，一邊輕壓一邊滑過患部即可。

如要針對更加狹窄的範圍做筋膜放鬆操，使用網球會比食品用鋁箔紙芯更方便操作。

這時候請將網球擺在患部，利用體重壓下去，就能放鬆筋膜，使筋膜變柔軟了。

接下來為深受腰痛所苦的人，介紹四種基本的筋膜放鬆操，請大家一定要來試試看。一次做十秒即可，每天做效果更佳。

每一種放鬆操，都是從每次十秒做起，最長請持續做到六十秒為止（進行筋膜放鬆操的期間，請採取腹式呼吸法，不要停止呼吸）。

當你實際感覺到腰痛範圍逐漸縮小，出現「集中化（Centralization）」之後，代表筋膜放鬆操發揮效果了。

雖然視慢性化程度、症狀及筋膜放鬆操進行頻率，會出現個人差異，不過多數人只要持續做兩週左右時間，相信腰痛就會逐漸減輕。

反過來說，當腰痛範圍擴大，或是疼痛變強烈時，腰痛的原因恐怕不在於肌肉或筋膜。

此時請停止做筋膜放鬆操，並前往骨科求診。

【基本的筋膜放鬆操　之3】
使用網球來做

左右各做十到六十秒。

網球放在右側腰骨下方，如同在按壓網球一樣，將體重落在網球上。膝蓋稍微屈伸，使網球輕輕地滾動，同時按壓並伸展臀部外側。左右換邊以相同方式進行。

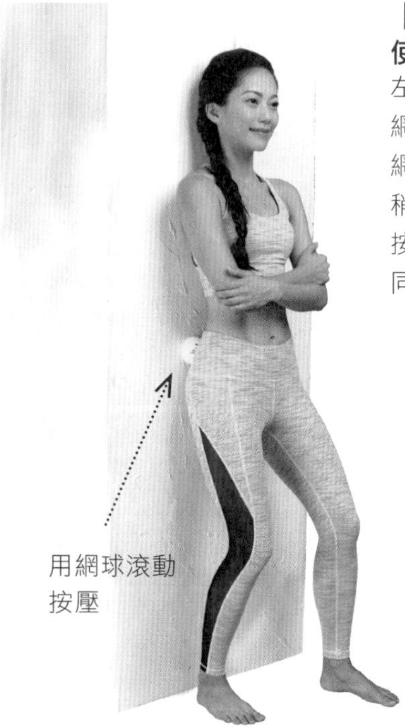

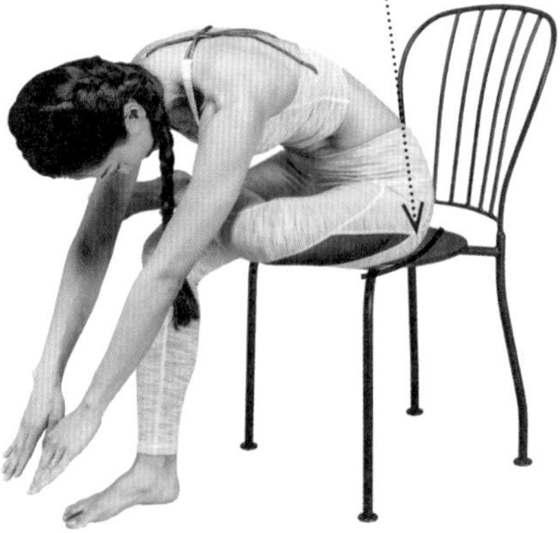

【基本的筋膜放鬆操　之4】
不使用工具來做

左右各做十到六十秒。

淺坐在椅子上，雙腳膝蓋彎曲九十度。左腳腳踝放在右腳膝蓋上。雙手手臂伸直，前傾使指尖朝地板靠近。左右換邊以相同方式進行。

◉四種基礎筋膜放鬆操

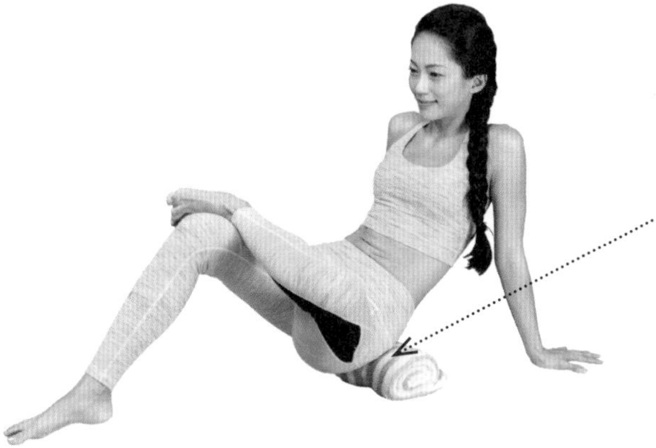

【基本的筋膜放鬆操　之1】
使用浴巾捲來做

左右各做十到六十秒。

臀部坐在浴巾捲上，雙膝立起，雙手於後方撐著。左腳腳踝放在右腳膝蓋上。將上半身往後傾倒，使體重落在浴巾捲上，慢慢地按壓伸展臀部，直到左側臀部有往下沉的感覺為止。左右換邊以相同方式進行。

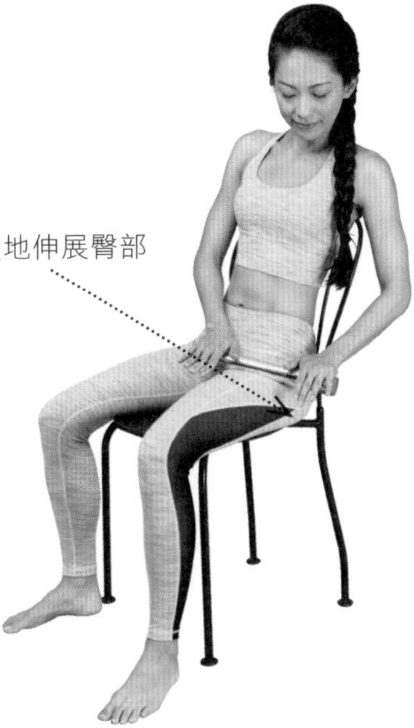

【基本的筋膜放鬆操　之2】
使用食品用鋁箔紙芯來做

左右各做十到六十秒。

坐在椅子上，左腳膝蓋彎曲，雙手拿著食品用鋁箔紙芯按壓左腳大腿外側的根部。將食品用鋁箔紙芯壓下去的同時滑動，慢慢地按壓並伸展大腿外側。左右換邊以相同方式進行。

靠筋膜放鬆操加腹式呼吸法增強腹肌

除了做筋膜放鬆操鬆弛臀部之外，我還會建議大家外加**「腹式呼吸法」（收縮腹部的動作）**增強腹肌。

腰會痛的人，不少人都是腹肌衰弱，且不習慣在腹部用力。如此一來，常會導致腰痛演變成慢性化。

飽受腰痛之苦的人，必須增強腹肌的原因主要有兩個。

首先，增強腹肌**才容易使臀部放鬆**。

或許大家會覺得有些不可思議，不過肌肉會出現**「交互抑制」**的機制，當某塊肌肉收縮用力時，對向的肌肉就會弛緩放鬆。

腹肌鬆弛，腹壓就會變低而導致腰痛

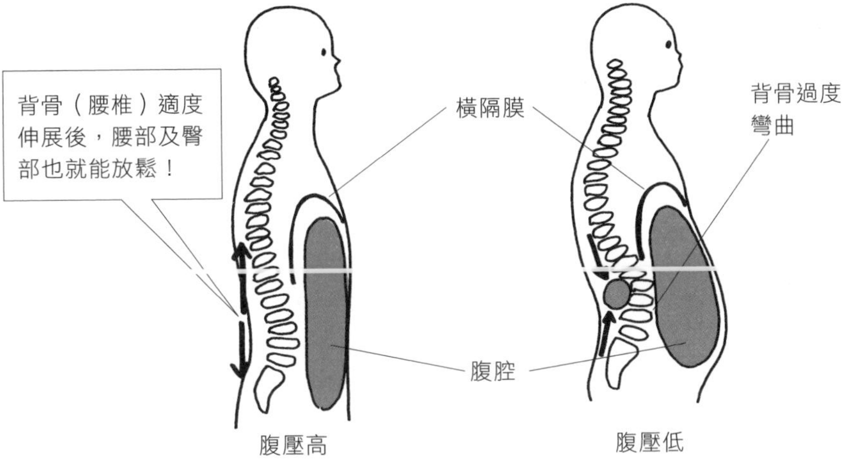

身體前方與背面的肌肉，大多會呈現相反的運作狀態，**臀部肌肉與腹肌也會出現交互抑制作用，因此增強腹肌就能放鬆臀部肌肉，腰痛才容易舒緩。**

必須增強腹肌的原因還有一點，就是「**腹壓**」升高之後，骨盆、腰椎及髖關節的活動就會改善，避免腰痛情形發生。

所謂的腹壓，就是加諸在「**腹腔**」的腹內壓，而腹腔可容納存在於腹部的內臟。

腹肌放鬆腹壓就會下降，腹肌用力腹壓便會上升。

◉增強腹肌的簡易腹式呼吸法

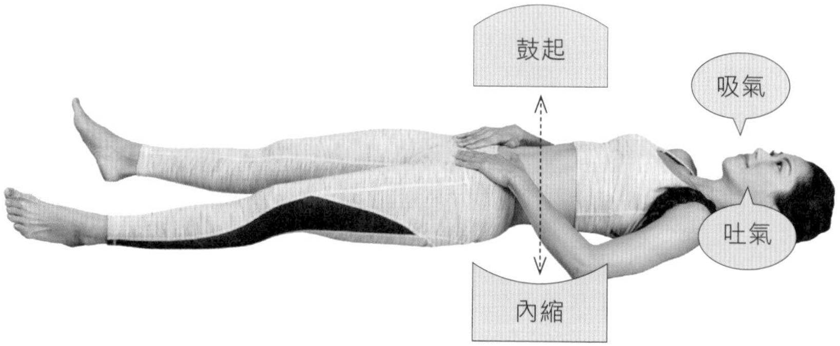

做十到六十秒

【步驟一】仰躺在地板上，雙腳與腰同寬後完全打直，雙手靠在下腹部。

【步驟二】一邊從鼻子吸氣，一邊將腹部鼓起，使骨盆往上抬高。

【步驟三】一邊從嘴巴吐氣，一邊將腹部內縮（凹陷），使脊椎貼地。

※ 無論吸氣或吐氣都必須用雙手同時確認腹部的動作！

腹腔靠近後背的那一側，會有**「脊椎」**（背骨）通過，通常腹肌用力腹壓提升後，脊椎就能回到正確的位置。

當腹肌衰弱腹壓下降時，腹部就會像蛇腹一樣軟弱無力，使得位於腰部的背骨（腰椎）過度彎曲，導致腰部肌肉和筋膜變得很緊繃。

只要能鍛鍊腹肌使腹壓升高，腰椎就會像蛇腹延伸開來一樣適度伸展，使腰部肌肉和筋膜獲得放鬆。

腰椎適度伸展之後，與腰椎連動的骨盆和髖關節活動起來也會變順暢，所以腰部及臀部都能獲得放鬆。

雖說要鍛鍊腹肌，但是並不需要做到仰臥起坐這類的腹肌運動。

想要提升腹肌機能使腹壓升高，比較適合做些類似腹式呼吸的簡單訓練，將重點擺在深呼吸上，所以請大家一定要來做做看。

四種矯正不良姿勢的肌膜放鬆法&運動方式

不管我如何苦口婆心鼓勵大家做臀部的肌膜放鬆操，要是日常的姿勢不正確的話，還是無法有助於臀部放鬆。

全身筋膜從頭到尾呈現一體化的構造，一旦因為不良姿勢導致某部位歪斜的話，就會連帶造成臀部筋膜僵硬萎縮及沾黏現象，引發腰痛。

在此分類出四種典型的不良姿勢為大家作介紹。

另外，還會為大家介紹做哪些筋膜放鬆操來擺脫不良姿勢，以及擺脫不良姿勢後做哪些筋膜放鬆操才能加以維持（還會為大家介紹加入伸展動作的筋膜放鬆操，強化肌肉的伸展效果）。

首先來檢視一下，何謂「正確的姿勢」。

◎何謂「正確的姿勢」？

身體能夠自由地往前後左右任何方向活動的正中姿勢，只需要使用最少能量就能維持的姿勢。

肌肉會適度緊繃及放鬆，不會有痠痛、疼痛、不適的現象。

具體來說，不管從正面或是從側面來觀察，都不會有前後左右歪斜的情形，宛如從頭頂上有條繩子吊著一樣，中心軸穩定垂直的姿勢。

何謂「正確的姿勢」？

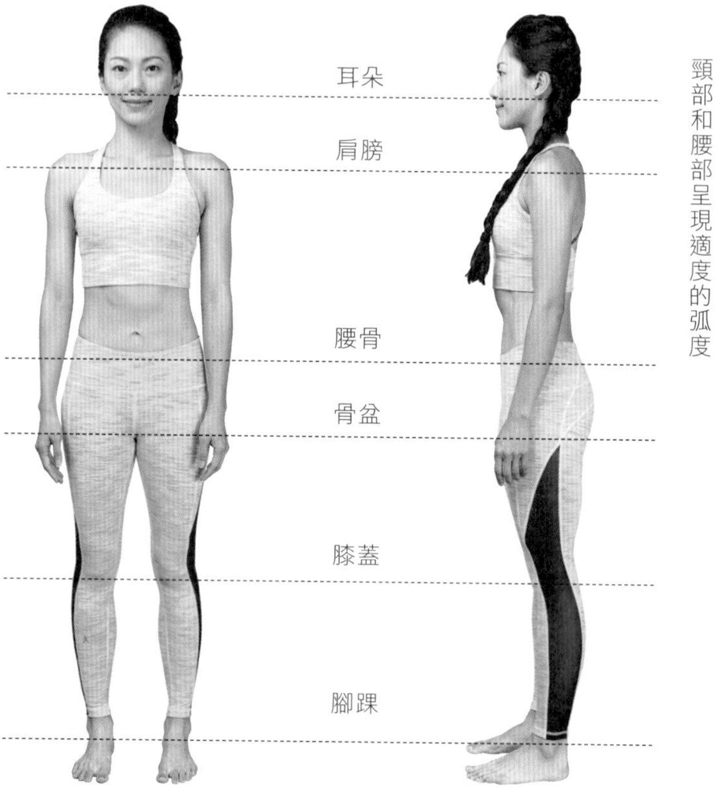

與地板呈平行

□從正面觀察時，耳朵、肩膀、骨盆、膝蓋、腳踝與地板呈平行。

□從側面觀察時，耳朵、肩膀、骨盆、膝蓋、腳踝外側與地板呈垂直排列。

□從側面觀察時，頸部和腰部呈現適度的弧度。

◎四大不良姿勢&改善運動

【不良姿勢　之二】駝背姿勢

例如久坐辦公桌，或是打電腦時頭部和雙臂會往前突出的姿勢一旦變成習慣，左右側肩胛骨就會分離，而容易變成後背拱起的駝背姿勢。

駝背姿勢除了會導致肩頸痠痛之外，當脊椎（背骨）的S型弧度發生異常，將成為腰痛的導火線。事實上，許多會腰痛的人，也都有肩頸痠痛的問題。

會駝背的人，容納肺臟的「胸腔」會受到壓迫，以致於呼吸變淺，容易疲勞。

駝背姿勢

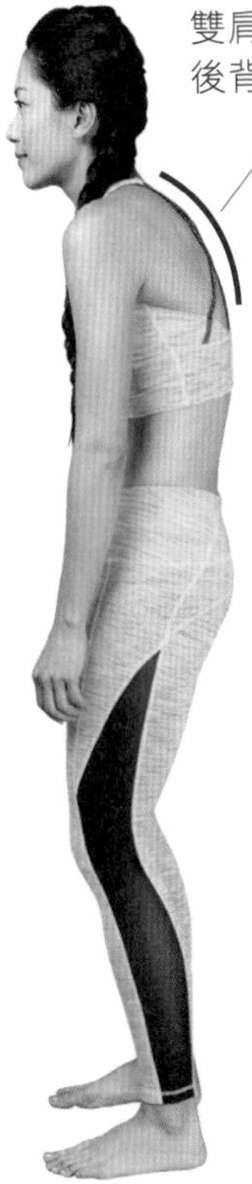

- ☐後背拱起，雙肩往前突出
- ☐頸部往前突出，頸部和後背容易痠痛
- ☐骨盆向後傾倒，容易後傾
- ☐呼吸淺且容易累

◉改善駝背筋膜放鬆操

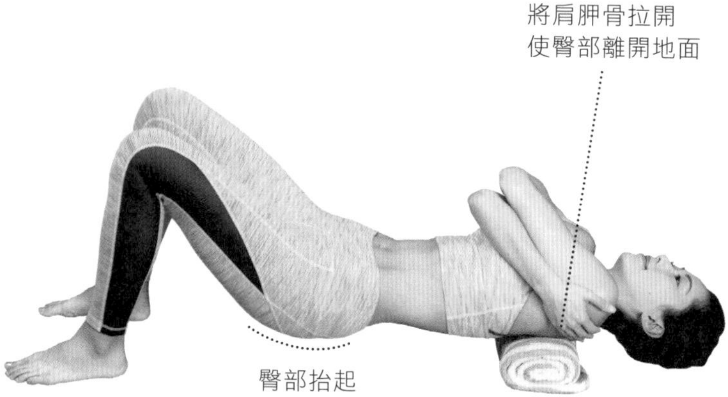

做十到六十秒

【步驟一】浴巾捲橫向擺在左右肩胛骨的正中央，再仰躺下來。

【步驟二】左手抓著右側肩膀，右手抓著左側肩膀，有如將身體環抱起來一樣，將左右肩胛骨拉開。

【步驟三】膝蓋立起後使臀部離開地面，體重落在肩胛骨的部位，加以按壓伸展，直到感覺沉入浴巾捲為止。

◉改善駝背運動

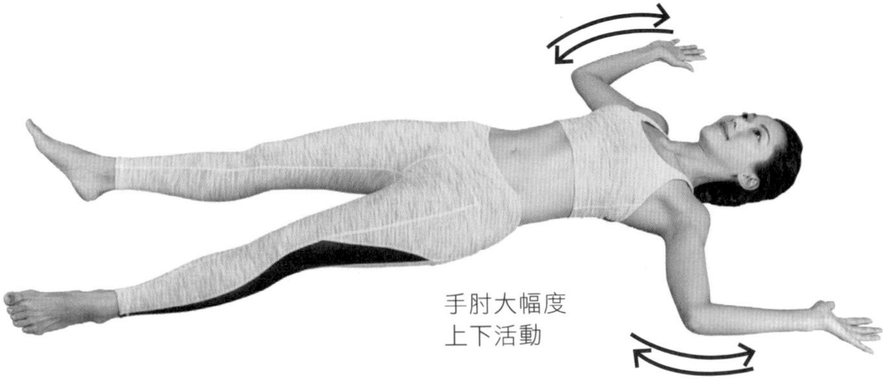

做十到六十秒

【**步驟一**】仰躺下來，手肘彎曲後使手背貼地。

【**步驟二**】雙腳打開與肩同寬，並用力打直。

【**步驟三**】手背維持貼地的姿勢，盡可能大幅度上下活動手肘。

※ 使肩胛骨活動順暢才能預防駝背。

◉改善駝背筋膜放鬆操＆伸展操

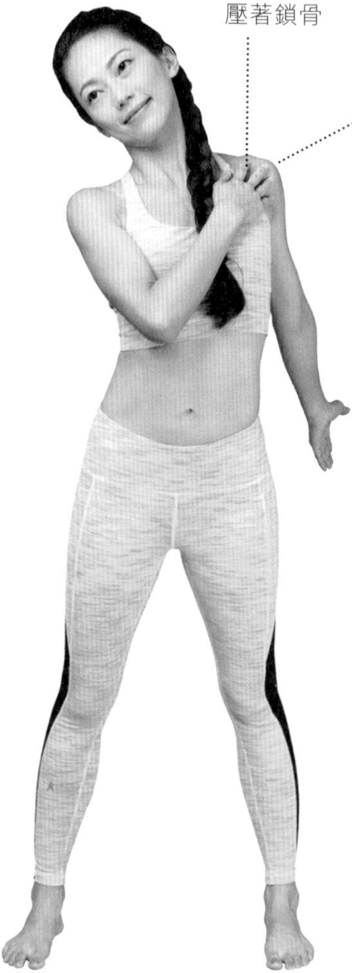

左右各做十到六十秒

【步驟一】左側朝向牆壁，以橫向的方式站在距離牆壁半步的地方。

【步驟二】雙腳打開與肩同寬。

【步驟三】左手臂伸直，手掌碰觸腰部高度的壁面後，用右手壓著左側鎖骨一帶。

【步驟四】腰部以下的部位固定不動，以右手為支點，將上半身和頸部往右方大幅度扭轉。

【步驟五】左右換邊以相同方式進行。

【不良姿勢　之二】腰部後彎姿勢

胸部打開，腰部後彎的姿勢。

腹肌放鬆，腹壓下降的話，容易變成腰部後彎的姿勢，所以要特別留意。

此外，體型纖瘦肌力又弱的人，如果勉強做出正確姿勢，胸部就會打開，腰部也容易後彎。

這樣會出現「頸部僵直」，也就是脖子呈一直線的現象，且腰部會過度後彎，使得腰椎弧度過大，而容易引發腰痛。

腰部後彎姿勢

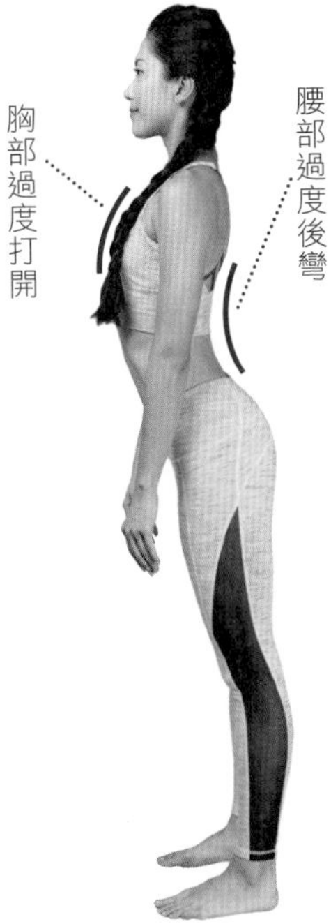

- □腹部放鬆後，腹壓就會下降
- □腰部後彎的話骨盆就會向前傾倒，以致於過度前傾
- □胸部打開，肋骨放鬆
- □脖子容易出現頸部僵直的現象

◉改善腰部後彎筋膜放鬆操

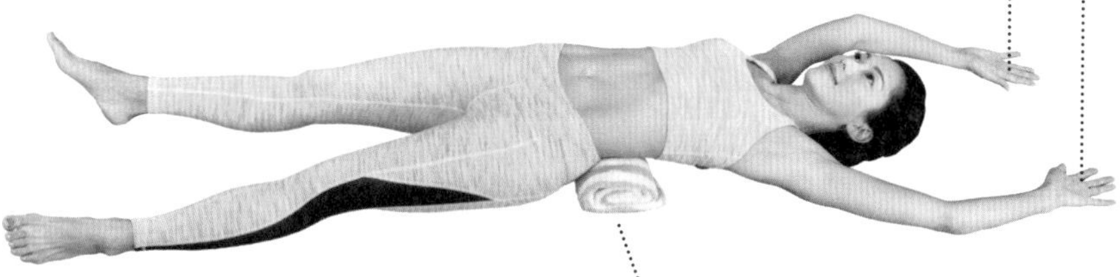

做十到六十秒

【步驟一】仰躺在地板上，將浴巾捲橫向放在骨盆稍微上方的位置。

【步驟二】雙手臂在地板上筆直地朝頭頂方向伸展後手背貼地，雙腳同樣打直後全身放鬆。

【步驟三】體重自然落在浴巾捲上，加以按壓伸展，直到腰部後方感覺慢慢地沉入浴巾捲為止。

◉改善腰部後彎筋膜放鬆操＆伸展操

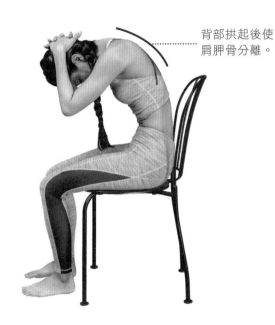

做十到六十秒

【步驟一】淺坐在椅子上，雙手於後腦勺交握。

【步驟二】雙腳打開與肩同寬，且保持上半身與地板呈垂直。

【步驟三】從腰部將上半身前彎，宛如使頭部沒入雙腳之間一樣，利用上半身的重量，舒服地放鬆背部至腰部的部位。

◉改善腰部後彎運動

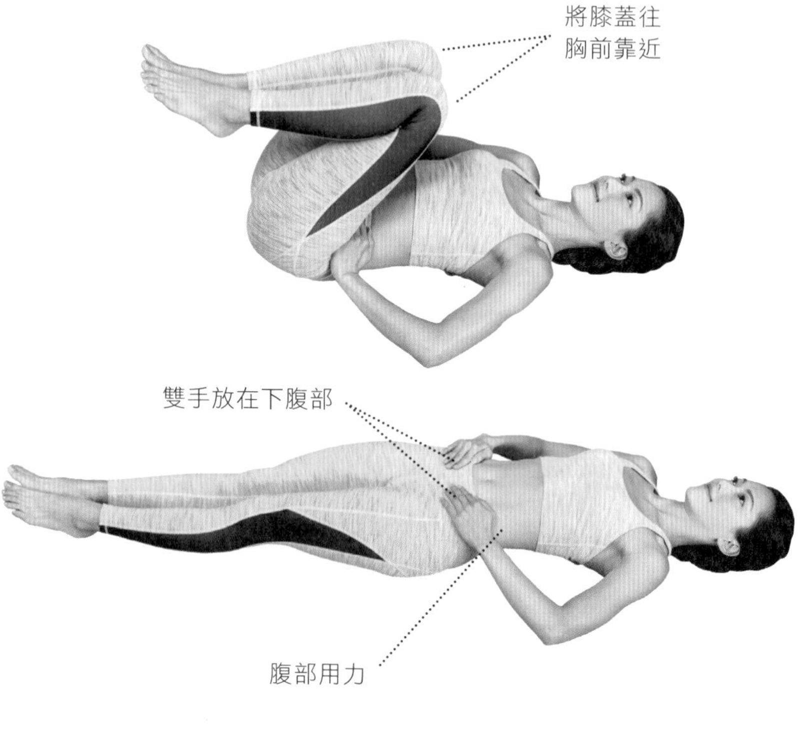

做十到六十秒

【步驟一】仰躺在地板上，雙膝彎曲後往胸前靠過來。

【步驟二】雙手放在下腹部。

【步驟三】腹部用力，然後雙腳用力打直後貼地。

※需留意腰部不能後彎。腰部容易後彎的人，請將雙手伸進臀部下方，提高腹壓預防腰部後彎。

【不良姿勢　之三】小腹突出姿勢

圓滾滾的肚子往前凸出去的話，身體為了平衡重心避免傾倒，不但會駝背，而且骨盆會往前突出而容易後傾，小腹就會整個跑出來。

此外，用來維持腹壓的肌力衰退，腹部放鬆的話，就容易呈現這種姿勢。

隨著骨盆傾倒，胸椎的弧度也會變大，這樣除了容易發生腰痛之外，腹部周圍和下半身都會囤積脂肪，身材也會走樣而容易發胖。

小腹突出姿勢

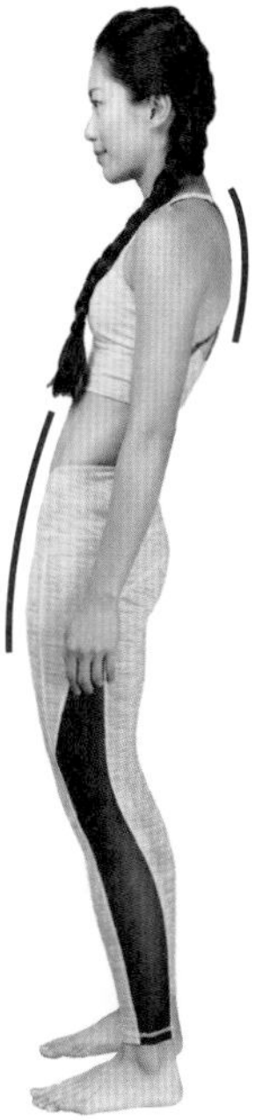

- ☐腹部放鬆，腹壓下降。
- ☐頸部往前突出，變成駝背姿勢。
- ☐骨盆往前突出且後傾。
- ☐大腿前方拉開，後側變硬。
- ☐容易引發下半身發胖問題。

◉改善小腹突出筋膜放鬆操

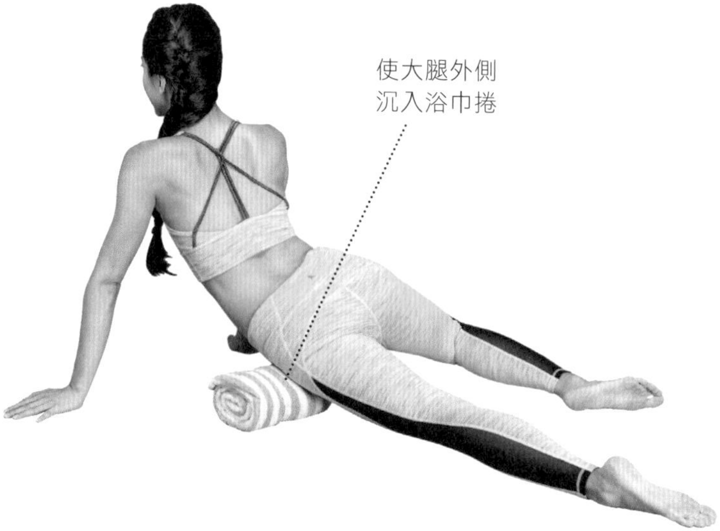

左右各做十到六十秒

【步驟一】浴巾捲橫向放在左腳大腿外側，雙手貼地呈趴臥姿。

【步驟二】將上半身往右側扭轉，左腳腳尖朝向內側，右腳膝蓋彎曲，使體重落在浴巾捲上，直到大腿外側感覺沉入浴巾捲為止。

【步驟三】左右換邊以相同方式進行。

◉改善小腹突出筋膜放鬆操＆伸展操

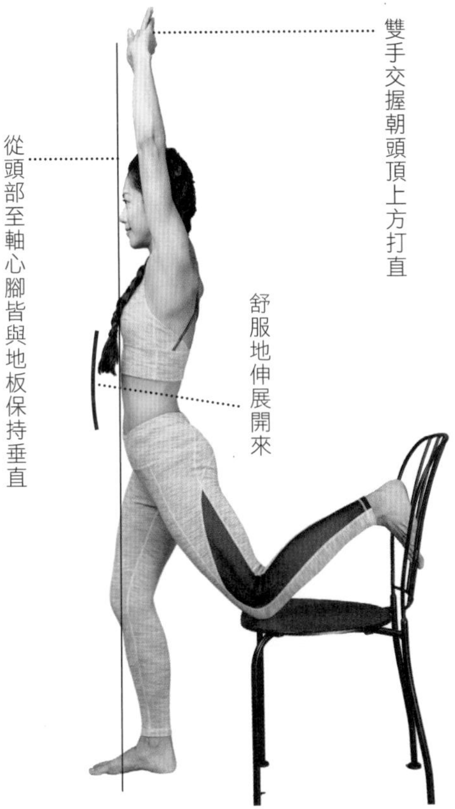
雙手交握朝頭頂上方打直
從頭部至軸心腳皆與地板保持垂直
舒服地伸展開來

左右各做十到六十秒

【步驟一】站在距離椅子一步左右的地方，左腳膝蓋放在椅面上，雙手手臂垂放在身體兩側。

【步驟二】從頭部至軸心腳皆與地板保持垂直。

【步驟三】雙手交握且雙手手臂朝頭頂上方打直，右腳膝蓋稍微彎曲，同時將上半身往後彎，使身體前側整個都能舒服地伸展開來。

【步驟四】左右換邊以相同方式進行。

◉改善小腹突出運動

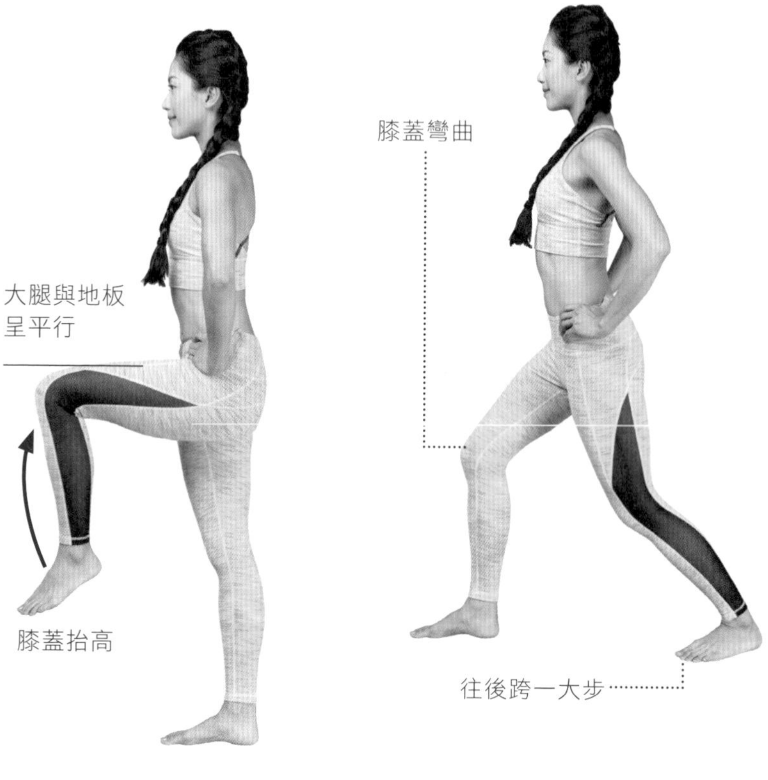

左右各做十到六十秒

【步驟一】左腳往後跨一大步，雙手插腰。

【步驟二】右腳膝蓋彎曲，保持上半身和地板呈垂直。

【步驟三】左腳往前移動，左腳膝蓋抬高至左腳大腿與地板呈平行為止。

【步驟四】左右換邊以相同方式進行。

※ 刺激髂腰肌，使髖關節活動變順暢。

【不良姿勢　之四】左右不平衡姿勢

每個人都會有慣用手及慣用腳。

如果你總會無意識地，將很重的包包用同一側肩膀揹或是用同一隻手拿，甚至於你有翹二郎腿的習慣，你的姿勢就會左右不平衡，因此會引發痠痛、疼痛及身體不適現象。

左右不平衡姿勢

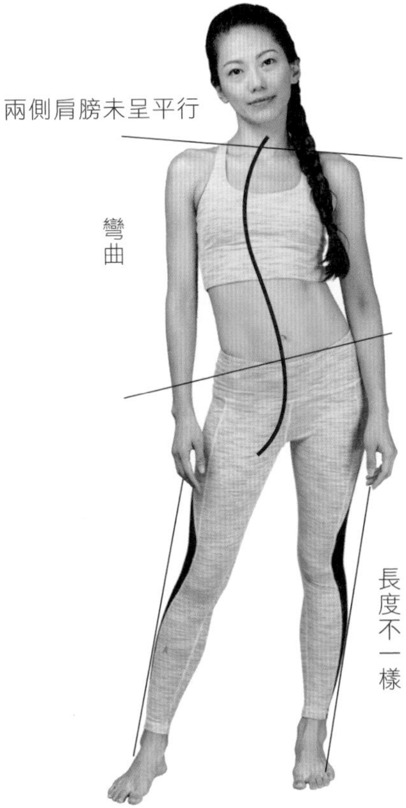

- □左右側肩膀未呈平行
- □左右側骨盆未呈平行
- □背骨彎曲，體幹軸心不穩定
- □左右腳長度不一樣

◉改善左右不平衡筋膜放鬆操

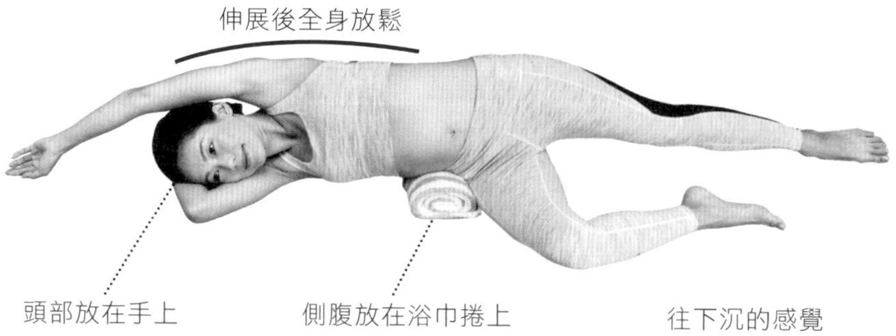

左右各做十到六十秒

【步驟一】朝向右方橫躺在地板上，浴巾捲橫向放在側腹的地方。

【步驟二】右手手臂彎曲後將頭部放在手上，左手手臂用力打直。

【步驟三】右腳膝蓋微微彎曲，左腳用力打直後全身放鬆。

【步驟四】體重自然落在浴巾捲上，加以按壓伸展，直到側腹感覺慢慢地沉入浴巾捲為止。

【步驟五】左右換邊以相同方式進行。

◉改善左右不平衡筋膜放鬆操＆伸展操

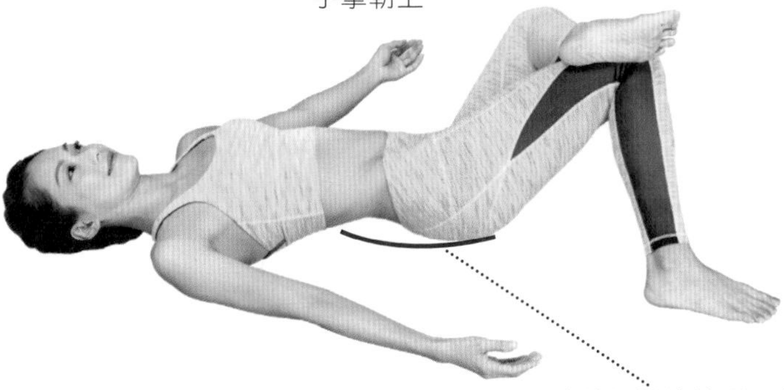

左右各做十到六十秒

【步驟一】仰躺在地板上，雙腳膝蓋靠攏立起。

【步驟二】雙手手臂呈「八」字型打開，在地板上用力打直，手掌朝上。

【步驟三】左腳腳踝靠在右腳膝蓋外側，將右腳膝蓋往左傾倒朝地板方向靠近，放鬆腰部至臀部的部位。

【步驟四】左右換邊以相同方式進行。

◉改善左右不平衡運動

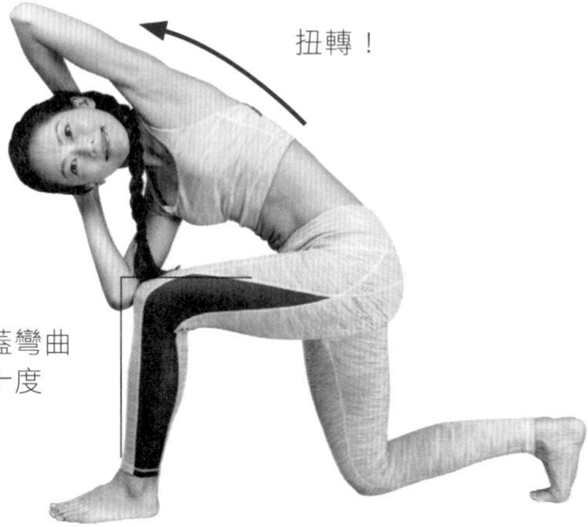

左右各做十到六十秒

【步驟一】右腳膝蓋著地蹲下來，左腳膝蓋往前突出並彎曲九十度。

【步驟二】雙手放在後腦勺。

【步驟三】宛如在窺視左側一樣，以脊椎為軸心將體幹向左扭轉，胸部朝向左側。

【步驟四】左右換邊以相同方式進行。

※使背骨和胸腔順暢扭轉減少左右差距。

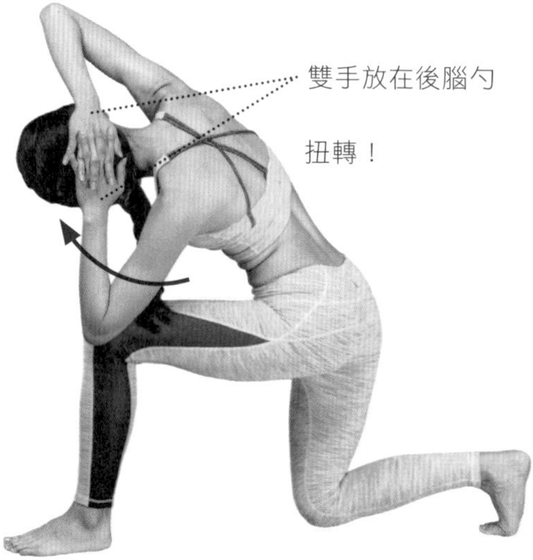

目前最受矚目的臀部激痛點針灸治療法

本章最後想為大家簡單介紹一下，在我開設的治療院針對腰痛會以何種方式進行治療。

本治療院針對腰痛的治療方式，主要採取針灸治療法。

針灸針前端直徑僅有〇．二四毫米，不同於將身體切開的手術刀或注射器（仔細觀察注射器前端，通常會製作成類似手術刀的形式），前端又細又尖，所以可將損傷身體的程度控制在最小範圍。

身患腰痛症狀的人，在考慮上醫院動手術之前，值得你來嘗試看看針灸治療。

我在看診時，第一步會用手觸碰腰痛患者的患部，進行**「觸診」**，找出痠痛僵硬的部位。

一般認為，痠痛僵硬的部位就是筋肉及筋膜形成的纖維交纏後，變硬萎縮的「索狀結節」。

然後會一邊指壓這些部位，同時釐清格外明顯的痛點，還有疼痛由此處擴散開來產生關聯痛的部位。

接下來，再將針灸針刺進這個部位的中心點。

針灸針命中的話，肌肉和筋膜就會出現抽動反應。

這種反應的專有名詞稱作**「局部抽搐反應」（local twitch response）**。

在壓力影響下，被迫過度亢奮的肌肉及筋膜受到強烈刺激時，即會引發局部抽搐反應。

當局部抽搐反應出現之後，腰痛或是腰痛所引發的雙腳麻痺及疼痛現象就會發生變化，有些人麻痺或疼痛會增強，有些人則會減弱。

這種現象稱作**「轉移痛」**。

如有局部抽搐反應和轉移痛，證明針灸針刺中激痛點（壓痛點）了。

壓痛點呈帶狀散布，所以針灸針也會刺在其他的壓痛點上。

針灸針刺下去後，最短要等十五分鐘，最長則需要一個小時。

轉移痛縮小時，即代表可以拔針了。在針灸針刺激之下，疼痛範圍會暫時從中央擴展至末端，當針灸起反應後，疼痛範圍便會朝向壓痛點逐漸縮小。

這就是前文提過的集中化（Centralization）現象。

情況如果好轉，出現「局部抽搐反應⇓轉移痛⇓集中化」的變化，就能拔針了。

接下來再藉由筋膜放鬆操，擺脫筋肉和筋膜的僵硬萎縮及沾黏現象，就能逐步消除引發關聯痛的筋膜硬塊。

索狀結節只要經過一次治療就能改善許多，但是呈帶狀散布的激痛點（壓痛點），單靠一次治療很難完全消除。雖會因人而異，不過長時間身患腰痛困擾，或是缺乏運動的人，通常需要一段時間才能痊癒。

而且年紀愈大的人，也會出現治療時間愈久的傾向。

所以我都會請患者參考本書介紹的筋膜放鬆操，自己在家裡做做看。而且做得愈勤的人，治癒的速度也會愈快。

Column 腰部訓練 Q&A

Q 放鬆操的姿勢維持愈久的效果愈好嗎？

A 盡量在能力範圍內做愈久愈好！

筋膜放鬆操是針對在意的部位，一邊按壓一邊進行伸展，將壓力輕輕地施加在整個面而非一個點上。輕輕施加壓力後，請維持十至六十秒左右的時間。

透過伸展操放鬆肌肉，很容易在十五至二十秒就能看出鬆弛效果，但是筋膜則需要稍微長一點的時間，才容易調整過來。

只不過，長時間維持同一個姿勢是件很困難的事情，做過之後，大家會發現六十秒的時間超乎想像地長。

如果大家不相信，還是對自己充滿自信，「相信自己能做完六十秒」的話，恐怕你會開始排斥連續六十秒一直維持同一種姿勢，導致三分鐘熱度。

所以第一次請大家先從十秒開始做起，等你熟悉姿勢後，再逐漸拉長維持姿勢的時間。就算一次只做十秒，做過之後說不定你會發現時間還真長。

不需要使用道具的筋膜放鬆操，最長時間可以做到一二〇秒左右，會使用到浴巾捲、食品用鋁箔紙芯及網球的姿勢，刺激會稍強一些，所以在安全考量下，請不要做超過六十秒。

Column 腰部訓練 Q&A

Q 為什麼無法實際感受到效果？

A 請大家好好體會身體下沉的感覺。

在按摩或指壓時，能夠實際感覺到僵硬的肌肉有受到強烈的刺激。

相較於此，筋膜放鬆操的刺激並不明顯，屬於柔和的壓力，有時不容易像按摩或指壓一樣，實際感覺到「效果」。

這時候請不要做十秒就結束，希望大家能暫時繼續保持相同的姿勢。

這樣一來，大家就能夠像煞車被放開一樣，感覺到身體進一步伸展開來了。

這就是肌肉和筋膜放鬆的徵兆。

尤其是將身體壓在毛巾捲上的姿勢，你會感覺到身體彷彿沉入毛巾捲一樣。

第2章

了解筋膜，才知道如何放鬆好好改善！

少了筋膜，身體將四分五裂

徹底了解腰痛的原因，才是改善腰痛的捷徑。

所以接下來要針對解除腰痛的關鍵字「筋膜」，進一步詳細了解一下。

筋膜位於皮下覆蓋全身上下，筋膜二字看起來簡單，事實上卻分成好幾種類型。

接著就來仔細瞧瞧。

筋膜分成**「淺筋膜」、「深筋膜」、「筋外膜」、「筋周膜」、「筋內膜」**。

淺筋膜位在皮下組織正中央那一層，下方則有深筋膜，還有包覆肌肉的筋外膜。

肌肉就是成束的細長細胞「肌纖維」，有如綁成一束的義大利麵一樣，由「肌束」

這種結構所組成。

筋膜解說圖

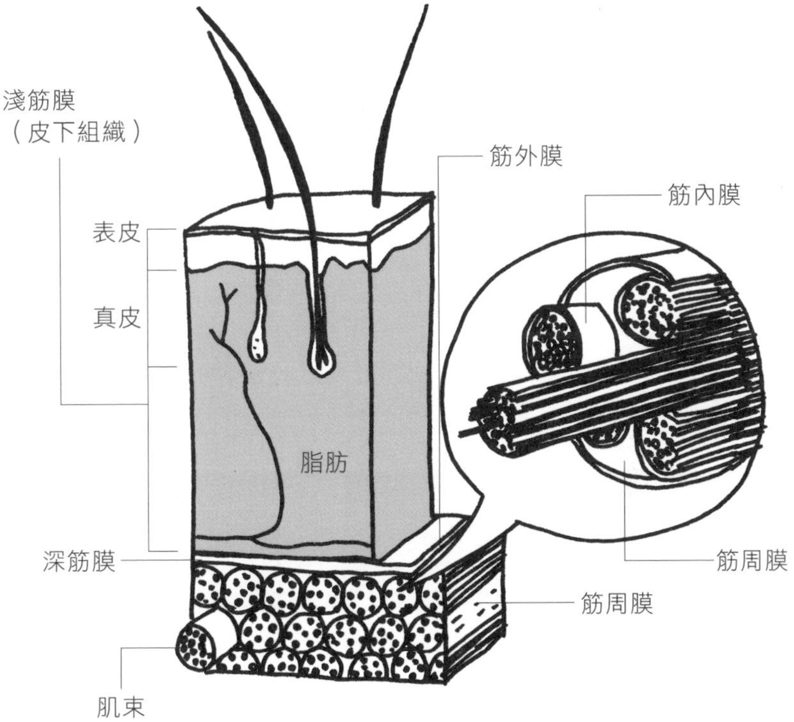

筋膜始於皮下並連結至身體內部

包覆著這些肌束的就是筋周膜，包覆著一根根肌纖維的則是筋內膜。

承前所述，筋膜包覆著的組織不只有肌肉而已。

還有**「骨膜」**包覆著骨骼，有**「腹膜」**包覆著胃及肝臟…等腹部臟器，有**「胸膜」**覆蓋著容納肺和心臟的胸腔內側，諸如此類皆為筋膜的一種。

筋膜就像火腿或香腸的腸衣一樣，並非將組織及細胞「個別包裝」起來。

舉凡血管、淋巴管、神經、關節、韌帶、肌腱這類的組織，甚至於細胞，肌膜將全身的組織和細胞一個個包覆起來的同時，還會逐一連結起來包覆全身，有如「全身緊身衣」一樣。

將筋膜用橘子來比喻的話，大家會更容易理解。

若以肌肉為例，橘子外側的厚皮（果皮）為皮膚，果肉為肌肉，位於厚皮內側白色鬆軟的部分（內果皮）相當於筋膜（筋外膜）。

筋膜是包覆全身的全身緊身衣

肌纖維均一的狀態　　**肌纖維扭曲聚集的狀態**

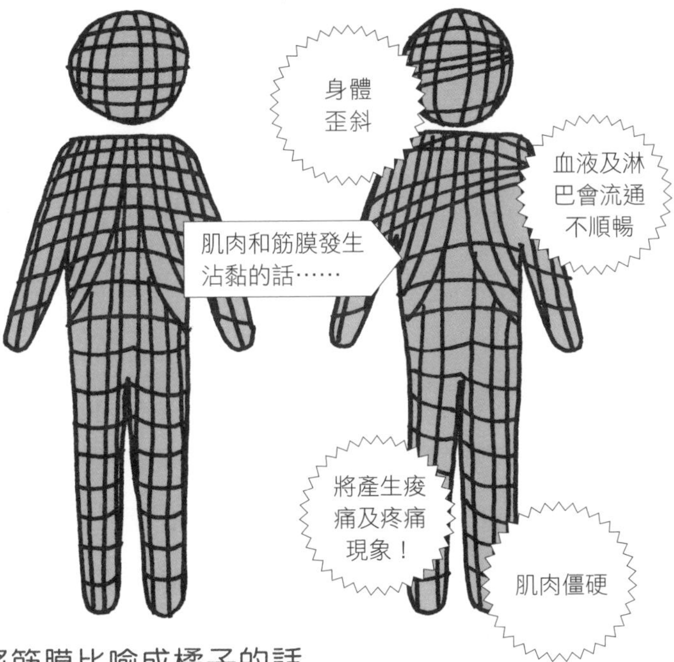
身體
歪斜
血液及淋
巴會流通
不順暢
肌肉和筋膜發生
沾黏的話……
將產生痠
痛及疼痛
現象！
肌肉僵硬

若將筋膜比喻成橘子的話

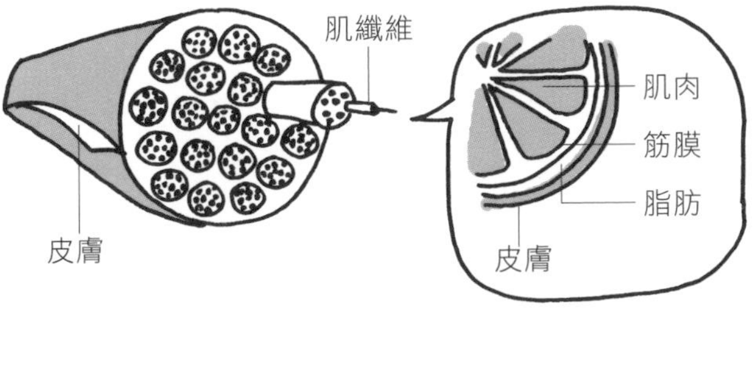
肌纖維
皮膚
肌肉
筋膜
脂肪
皮膚

就像果肉一粒粒裝在薄皮的袋子裡一樣，肌肉的細胞（肌纖維）也會包覆在一個個筋膜（筋內膜）裡結合成一體。

筋膜類似黏稠的半透明輕薄紗布

儘管筋膜肩負著相當重要的職責，然而長期以來卻一直不被重視。

背後的原因，不外乎無法深入了解筋膜，以致於難以正式進行研究。因為就算藉由X光線或MRI等影像檢查，也無法精密檢視筋膜。

不過有一個機會能夠觸碰到筋膜，就是在處理雞肉的時候。

雞肉的筋膜（筋外膜）

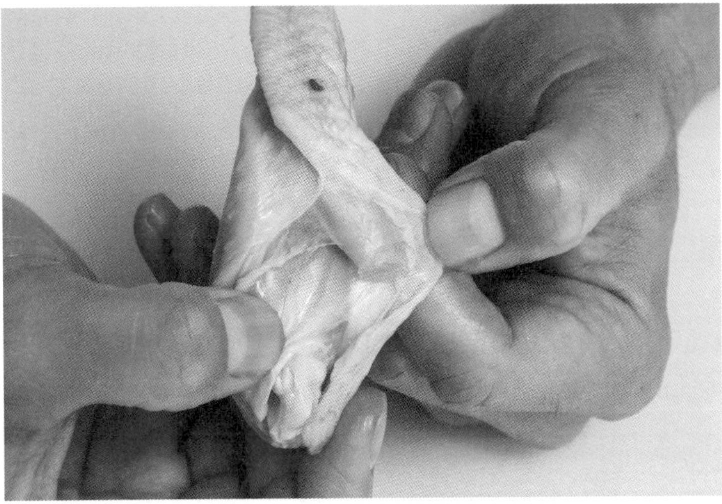

當我們要剝除雞皮分切雞肉時，會出現「半透明的薄膜」，這就是所謂的筋膜（正確名稱叫作「筋外膜」）。

當我們試著將這種筋膜分解至百分之一的程度之後，會發現筋膜是由兩種纖維狀的蛋白質（**「膠原蛋白」與「彈性蛋白」**）交織而成的紗布狀結構。

這完全就像女性保養用的化妝棉浸泡在化妝水裡一樣，呈現適度黏稠的溶膠狀（膠體溶夜）。

以專業術語來說，這個稱作**「細胞間基質」**，充滿**「玻尿酸」**及**「軟骨素」**這類保水力高的成分（玻尿酸及軟骨素也會用於提高肌膚保水力的保養品當中）。

筋膜就是像這樣，由膠原蛋白和彈性蛋白巧妙組合而成，能夠發揮優異的機能。

當這些筋膜僵硬萎縮或沾黏後，肌肉的機能就會衰退，運作會變差。

誠如前文所述，全身約有六百塊肌肉，每塊肌肉並不會單獨運作，而是相互連動發揮功能。

專有名詞將此稱之為**「運動力學鏈」（Kinetic chain）**。

在這個運動力學鏈當中，筋膜肩負著重責大任。

深筋膜覆蓋著包覆肌肉的筋外膜，並且橫跨關節包覆著肌肉。所以在開始做運動時，肌肉的收縮會透過深筋膜，像連鎖反應一樣傳達至關節以及接續的肌肉。

當筋膜某處發生異常，連鎖反應就會在該處停止下來，因此運動力學鏈便無法正常發揮功能。

這樣一來，甭說運動，包含日常生活的一舉一動，都會明顯發生問題。

筋膜為什麼會收縮變硬和沾黏？

接下來，繼續詳細說明為什麼會發生筋膜收縮變硬及沾黏，進而導致腰痛。

平時老是姿勢不良，或是慣用某一側做動作的話，或是日常生活中不但少動又總是持續相同姿勢的話，筋膜就會變硬及沾黏。

接下來，筋膜的水分代謝會失調，水分含量會減少，使得筋膜原本是有點黏稠的溶膠狀，後來卻變質成濃稠的果膠狀。

藉由筋膜放鬆操按壓伸展，解除筋膜僵硬萎縮及沾黏現象

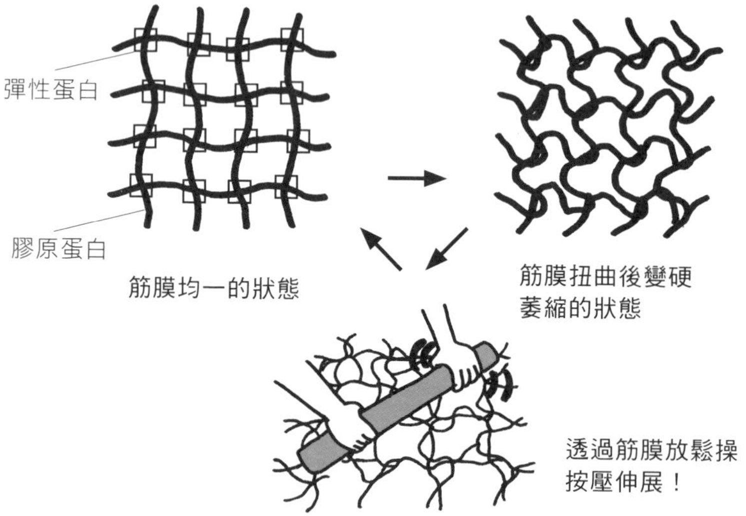

結果，浸泡在細胞間基質的膠原蛋白和彈性蛋白，就會交纏在一起。

萬一變成這種狀態，能夠抵抗外力，可抑制變形的膠原蛋白機能就會變差，還有能使膠原蛋白回復波浪結構的彈性蛋白，其彈力及記型機能也會衰退。

筋膜變硬萎縮及沾黏，就是這樣引發的。

覆蓋全身的五張筋膜網

如同全身緊身衣一樣全身連結的筋膜當中，也有連動性較高的群組。

我將這些群組稱作「**筋膜網**」，分成下述五大類型。

①前方筋膜網⇓包覆前方，包含腹部、髖關節、大腿、小腿至腳背

②背部筋膜網⇓包覆身體背面，包含腳底至後腦勺

③側面筋膜網⇓包覆身體側面

④深層筋膜網⇓包覆雙腳前面至體幹、肩膀、手臂的背面

⑤手臂筋膜網⇓包覆頸部側面至胸部、手臂前面

人體可以比喻成類似露營用的帳蓬。

架設帳蓬時，會用營柱撐起營帳，拉繩將營帳完全張開來，最後用所謂「營釘」的大釘子固定在地面。

帳蓬的營柱就是骨骼，營帳相當於筋膜網。

當營帳只有某一處被強力拉扯歪扭後，整個帳蓬的形狀就會走樣變形。

同理可證，只要筋膜網有一處僵硬萎縮或沾黏的話，就會導致全身歪斜。

筋膜網僵硬萎縮或沾黏，將連帶引發自第五十頁開始為大家解說的四種不良姿勢。

接下來，再針對五張筋膜網的特徵，逐一為大家詳細說明。

①前方筋膜網⇓包覆前方，包含腹部、髖關節、大腿、小腿至腳背

包含腹部、髖關節、大腿、小腿至腳背，包覆身體前方（前面）的筋膜網。

五張筋膜網

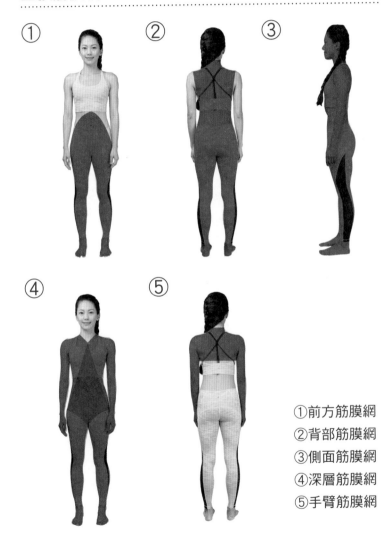

①

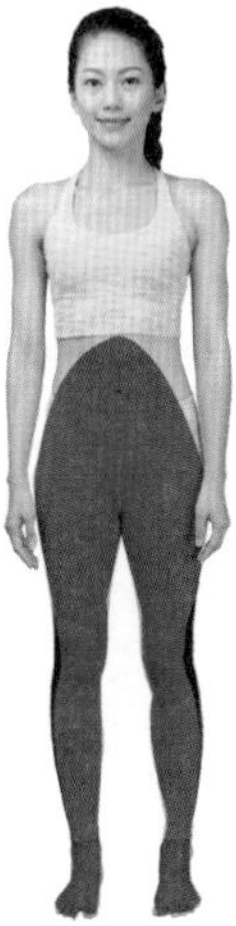

②

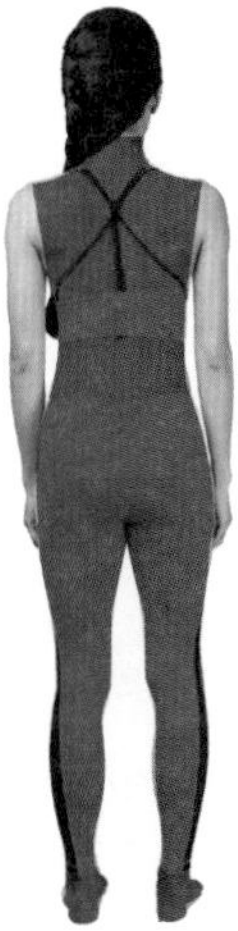

③

④

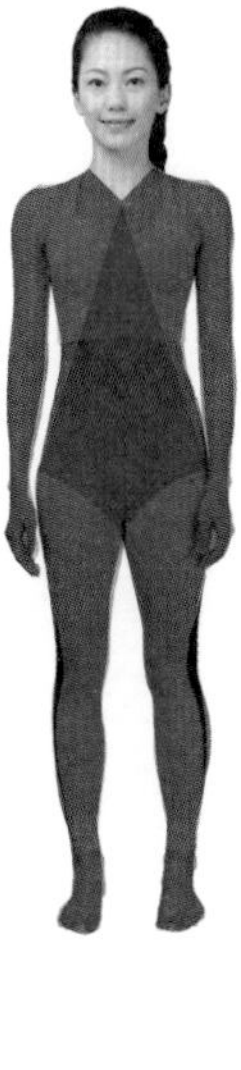

⑤

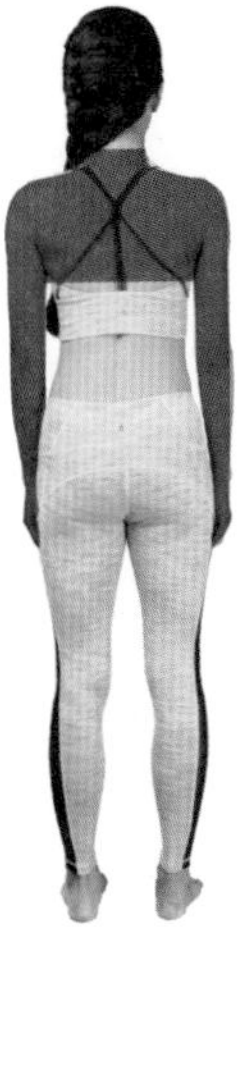

①前方筋膜網

②背部筋膜網

③側面筋膜網

④深層筋膜網

⑤手臂筋膜網

和前方筋膜網相關的肌肉，包含腹部的**「腹直肌」**、髖關節的**「腰大肌」**、大腿前側的**「股四頭肌」**、小腿的**「脛前肌」**、腳背的**「背側骨間肌」**…等。

其中最重要的，就是腰大肌和股四頭肌。這二塊肌肉都與髖關節的動作有關係，只要髖關節活動不順暢，腰椎的壓力就會增加，形成腰痛的原因之一。

腰大肌和髂肌都是形成**「髂腰肌」**的肌肉（參閱第十六頁）。

一旦缺乏運動或是變胖的話，股四頭肌就容易衰退僵硬，這將使得臀部變硬以致於腰痛變強烈。此外，**當前方筋膜網出現僵硬萎縮及沾黏現象時，很容易演變成四大不良姿勢當中的「小腹突出姿勢」（參閱第五十六頁）。**

②背部筋膜網⇒包覆身體背面，包含腳底至後腦勺

包含腳底至後腦勺，包覆身體背面（背後）的筋膜網。背部筋膜網，正是和腰痛關係格外密切的地方。

和背部筋膜網相關的肌肉，包含沿著脊椎（背骨）分布的**「豎脊肌群」**、臀部的**「臀大肌」**、大腿後側的**「腿後肌」**、小腿肚的**「腓腸肌」**、腳底的**「足底腱膜」**…等。

腰部的豎脊肌群正是引發腰痛的肌肉。當臀大肌和腿後肌衰弱僵硬，臀部就會變硬而容易引起腰痛。

小腿肚號稱「第二心臟」，此處的腓腸肌就是將下半身血液回送心臟，進行「擠乳作用」（肌肉的幫浦作用）的主要肌肉。

一旦腓腸肌無法正常運作，全身的血液循環就會變差，將出現水腫或疲勞…等自覺症狀。

萬一背部筋膜網僵硬萎縮或沾黏，很容易演變成四大不良姿勢當中的「駝背姿勢」（參閱第五十頁）及「腰部後彎姿勢」（參閱第五十三頁）。

③側面筋膜網⇓包覆身體側面

包覆著身體側面（側邊）的筋膜網。

和側面筋膜網相關的肌肉，包含上臂內側的**「肱三頭肌」**、肩膀的**「三角肌」**、背部的**「背闊肌」**、腹部的**「腹橫肌」**、前臂的**「前臂伸肌群」**、遍布在大腿側面的**「闊肌膜張肌」**、膝蓋的**「腸脛韌帶」**、遍布於膝蓋下方側面的**「腓骨肌群」**……等。

本來人體就是左右對稱，但是翹腳或是熱衷於類似高爾夫這種反覆活動單側身體的運動，左右就會變得不對稱而失去平衡，造成側面筋膜網的負擔。

左右不對稱的話，腰部就會出現單側腰痛的情形。

當側面筋膜網僵硬萎縮或沾黏，很容易演變成四大不良姿勢當中的「左右不平衡姿勢」（參閱第五十九頁）。

④深層筋膜網⇒包覆雙腳前面至體幹、肩膀、手臂的背面

深層筋膜網是包覆雙腳前面至體幹、肩膀、手臂背面的筋膜網。

深層筋膜網的特徵如下，以腹部為中心，從右手至左腳、從左手至右腳呈交叉狀連接在一起。

和深層筋膜網相關的肌肉，包含上臂外側的**「肱三頭肌」**、前臂的**「前臂屈肌群」**、側腹的**「腹外斜肌」**與**「腹內斜肌」**、大腿內側的**「內收肌群」**、小腿肚的**「腓腸肌」**……等。

由於深層筋膜網交叉的體幹，臨近大動脈及淋巴結，因此深層筋膜網異常的話，也會對血液及免疫系統造成不良影響。

萬一深層筋膜網僵硬萎縮或沾黏，很容易演變成四大不良姿勢當中的「小腹突出姿勢」（參閱第五十六頁）及「腰部後彎姿勢」（參閱第五十三頁）。

⑤手臂筋膜網⇓包覆頸部側面至胸部、手臂前面

包覆頸部、胸部、手臂前面的筋膜網。

和手臂筋膜網相關的肌肉，包含頸部的**「胸鎖乳突肌」**與**「斜角肌」**、呈菱形覆蓋背部的**「斜方肌」**、肩膀的**「三角肌」**、胸部的**「胸大肌」**、上臂內側的**「肱二頭肌」**、前臂的**「前臂屈肌群」**……等。

手臂筋膜網中尤其重要的就是胸鎖乳突肌與斜方肌。因為坐辦公室工作之類的關係，總是會出現前屈姿勢的人，假使演變成駝背的話，胸鎖乳突肌與斜方肌的負擔就會變大。這種情形如果造成肩頸痠痛，導致脊椎的Ｓ型弧度發生異常的話，誘發腰痛的可能性就會升高。

當手臂筋膜網僵硬萎縮或沾黏，很容易演變成四大不良姿勢當中的「駝背姿勢」（參閱第五十頁）。

提升免疫力，活化內臟

調整好姿勢，使感覺有異的筋膜回復正常之後，除了能解除腰痛之外，新陳代謝及免疫力還會提高，甚至可看出活化內臟的效果。

萬一血管或淋巴管的筋膜發生僵硬萎縮及沾黏現象，血管和淋巴管的機能就會變差。

當血管受壓迫，以致於血液循環惡化時，必需的氧氣及營養素便無法送達全身細胞，細胞排出不需要的二氧化碳和老廢物質的過程，也會受到阻礙。

像這樣發生新陳代謝惡化的情形時，就會引發疲勞，導致老化現象。

一旦血液循環不良，掌管免疫力的**「白血球」**便活躍不起來，這會影響到免疫力無法發揮，也將使得罹患癌症…等疾病的風險上升。

流通於淋巴管的**「淋巴液」**可回收**「細胞外液」**，而細胞外液內含從細胞滲漏出來的老廢物質…等。

這些淋巴液屬於白血球的一種，內含和免疫力息息相關的**「淋巴球」**。

流經淋巴管的淋巴液，在中途會經由**「淋巴結」**進行過濾，將異物排除後再藉由靜脈送回心臟。當筋膜僵硬萎縮或沾黏，以致於淋巴管受壓迫的話，淋巴液的循環便會停滯，使得新陳代謝與免疫功能同時下降。

正因為如此，只要能使異常的筋膜回復正常，血管和淋巴管的流通情形便會改善，使新陳代謝與免疫力正常發揮作用。

筋膜也會包覆存在於身體內側的重要**「臟器」**。

當包覆臟器的筋膜發生異常，血液循環就會惡化，有可能影響到臟器的運作。

雖然我們沒辦法直接針對包覆臟器的筋膜做放鬆操，**不過全身筋膜會相互連動，因此只要能讓體表異常的筋膜獲得解放，連帶可使相關聯的內臟筋膜狀態改善。**

所以說，藉由促進血液循環，才容易有助於活化內臟。

按摩及指壓無法改善筋膜狀態

想要解除腰痛，如果老是不去解決筋膜異常的問題，腰痛永遠治不好，還會演變成慢性化腰痛。

除了腰痛之外，會覺得肩膀痠痛的人，相信大多數都習慣藉由按摩，或是上整骨院保養身體。

透過按摩或指壓，請人幫忙按壓、推拿、搓揉後，當下會覺得很舒服。

但是，這麼做並無法有助於改善關鍵的筋膜異常情形。

能夠暫時緩解疼痛或痠痛固然是好，但是這頂多只是一時片刻舒服而已。過段時間，疼痛及痠痛又將死灰復燃。

疼痛及痠痛變嚴重⇓請人按摩或指壓⇓疼痛及痠痛減輕⇓疼痛及痠痛再次死灰復燃⇓請人按摩或指壓⋯

當你像這樣一直依賴暫時止痛的對症療法，這期間筋肉和筋膜的狀態會惡化，硬塊會逐漸增加，使得不良姿勢固定下來，腰痛恐有演變成宿疾之虞。

藉由按壓或指壓並無法改善腰痛，因為縱使你能讓肌肉放鬆，也很難解決伴隨關聯痛的筋膜僵硬萎縮及沾黏現象。

按壓、推拿、搓揉的力道夠強勁的話，對於放鬆肌肉或許能看出效果，不過這等刺激對筋膜來說卻過大了。

用力按壓或推拿筋膜，甚至會導致筋膜受傷。

會出現疼痛或痠痛現象的肌肉，代表筋膜收縮扭曲，失去原有的彈性及柔軟度了。

如果用按摩或指壓的方式，勉強活動這些部位，筋膜恐無法負荷這些動作，將進一步收縮扭曲，嚴重時，甚至有斷裂之虞。

容我再重申一次，調整筋膜最有效的方法，並非按摩也非指壓，而是做筋膜放鬆操。

筋膜放鬆操與按摩或是指壓有何差異，接下來就用「針對部位」、「手法」、「技巧」這三個關鍵點為大家說明。

【差異　之一】針對部位不同

按壓及指壓針對的部位主要是在肌肉，而筋膜放鬆操除了肌肉以外，還會針對筋膜加以放鬆。

【差異　之二】手法不同

按摩及指壓時，會針對一個「點」紓解疼痛或痠痛現象，反觀筋膜放鬆操則是針對整個「面」進行放鬆。所以筋膜放鬆操會針對激痛點延伸的帶狀分布，甚至於包含關聯痛散布的範圍，廣泛地加以放鬆。

【差異　之三】技巧不同

按摩及指壓會按壓、推拿、搓揉患部，如果刺激太強，恐怕會損傷筋膜，但是筋膜放鬆操是透過按壓患部加以伸展的方式放鬆筋膜，並不會使用過強力道，而是藉由輕柔的壓力加以放鬆。

先做筋膜放鬆操再做伸展操，效果更加乘

不時有患者問我，將身體慢慢伸展開來的靜態伸展操（以下簡稱伸展操），和筋膜放鬆操哪裡不同。

在此為大家說明一下，伸展操和筋膜放鬆操有何差異。

伸展操單純針對肌肉，反觀筋膜放鬆操則是針對筋膜，基本上完全不同。

原本做伸展操的目的，就是為了使疲勞僵硬的肌肉提高柔軟度，擴展**「關節可動域」（關節可活動的範圍）**。

反觀**筋膜放鬆操從頭到尾都是為了調整異常的筋膜。**

此外，伸展操的每一個動作，只能將肌肉朝一個方向伸展，但是筋膜放鬆操最大的特色，則是能將肌肉朝四面八方伸展開來。

雖然兩者存在如此差異，不過伸展操只要作法正確的話，對於筋膜來說負擔並不大，所以搭配筋膜放鬆操一起做之後，即可看出加乘效果。

單做筋膜放鬆操，並無法使僵硬的肌肉獲得放鬆。在肌肉硬梆梆的狀態下，就算調整筋膜，有時又會再度發生萎縮、扭曲的現象。

所以一邊藉由伸展操放鬆僵硬的肌肉，一邊做筋膜放鬆操調整筋膜的話，才能獲得相輔相乘的效果。

同時做筋膜放鬆操與伸展操的時候，建議大家「先做筋膜放鬆操再做伸展操」。因為先做筋膜放鬆操鬆弛筋膜後，再做伸展操時，肌肉才容易延伸開來。

筋膜放鬆操
注重腹式呼吸法

不管是筋膜放鬆操或是伸展操，總是很容易做到一半便不自覺地屏息凝氣、暫停呼吸。

但是，呼吸一停止，血壓便容易上升，肌肉和筋膜也會容易緊繃，很難放鬆下來。

當你要做十秒的筋膜放鬆操時，記得用嘴巴數秒：「一、二、三、四……」，藉由這種方式由嘴巴吐氣，才不會停止呼吸。

利用這種方式邊呼吸邊做筋膜放鬆操，等到上手之後，再試著不用嘴巴數秒改由心中默數，同時專注在「腹式呼吸法」上。

利用腹式呼吸法，才能將筋膜放鬆操的效果發揮至最大極限。

大家都知道，呼吸分成「胸式呼吸」和「腹式呼吸」。

胸式呼吸是吸氣後胸部會鼓起來，吐氣時胸部會凹下去，算是「淺呼吸」。

此時自律神經中會使身體變緊張的**「交感神經」**處於優勢，所以白天在潛意識下進行的呼吸方式，絕大多數皆為胸式呼吸。

相對於此，腹式呼吸則是吸氣時腹部會鼓起來，吐氣時腹部會縮下去的呼吸法，使用到腹肌和橫隔膜，能夠慢慢地做深呼吸。

此時自律神經中會使身體放鬆的**「副交感神經」**處於優勢。只要提醒自己吐氣的時間要比吸氣時更長，副交感神經就會愈發亢奮，使人放鬆下來。

如能運用腹式呼吸鬆弛全身的話，肌肉和筋膜也容易放鬆下來。

習慣運用腹式呼吸，能專注於用力且更深層地深呼吸之後，就能以舒暢的節奏使腹部鼓起又凹陷。這些動作還伴隨著潛藏的優點，就是腹部周圍的肌肉和筋膜會變得容易放鬆下來。

Column 腰部訓練 Q&A

Q 筋膜放鬆操會出現「副作用」嗎？

A 刺激性低，所以不會出現副作用。

按摩或指壓之後，當刺激太強烈時，有時會出現「副作用」。

這裡指的副作用，是指用力按摩或指壓後，隔天會出現疼痛或不適的感覺。

為什麼會出現副作用，目前原因仍不清楚，但可猜測是因為過度強烈的刺激，導致肌肉和筋膜纖維受傷所致。

受損的部位會發炎，於是免疫細胞會聚集於此以修復損傷。

有些人主張，「按摩或指壓的刺激要大到會出現副作用，才覺得有效果」，但是只要你出現疼痛或不適的感覺，代表肌肉和筋膜都很緊繃，因此很難獲得放鬆。

筋膜放鬆操屬於低刺激性，優點是不會造成肌肉及筋膜過度壓力，完全不需要擔心會有副作用的問題。

萬一出現副作用，可能是刺激身體的力道過大了。

此時請縮短筋膜放鬆操的時間，或是調整一下體重施力方式並減少力道。

覺得「力道有點不夠」的程度，才是最理想的狀態。

Column　腰部訓練 Q&A

Q 筋膜放鬆操搭配運動一起做有什麼優點嗎？

A 能讓你不容易受傷，運動表現更佳。

激烈運動或是嚴格訓練時，會在肌肉和筋膜上施加很大的壓力，容易導致疼痛及痠痛。經由這些運動引起的疼痛或痠痛，其實也能透過筋膜放鬆操有效緩解。

我也是一名「運動傷害防護員」，從中學生的運動選手至頂尖運動員…等廣泛族群，都是我的服務對象。

筋膜放鬆操，原本就是用來為他們這些運動選手進行治療以及預防受傷的療法。

因此包含實際效果，以及如何應用於腰痛治療…等，都有其原理可循。

筋膜放鬆操，除了筋膜之外，還能改善肌肉和關節的動作，因此能讓運動員的潛力更容易發揮出來，使運動表現進一步提升。

如能將筋膜放鬆操納入運動前的暖身運動之一，可以放鬆僵硬的筋膜，也能使肌肉容易順暢活動，因此會連帶影響到全身的動作。

運動後假使能做筋膜放鬆操冷卻身體，可使因為運動飽受負擔的肌肉和筋膜減輕疲勞與緊繃情形，所以能預防運動造成的痠痛及疼痛現象。

第3章

平時多用點心
就能預防腰痛

坐著時，將骨盆立起，用坐骨坐好

本章要為大家介紹，日常生活如何多用點心預防腰痛。

最重要的一點，就是「姿勢」要正確。

縱使你每天都做筋膜放鬆操放鬆臀部減輕腰痛，倘若你總是放任不良姿勢，不設法減輕施加在腰部的重壓，腰痛將很難有所改善。

做一次筋膜放鬆操只需要十秒時間，除此以外的時間，如果老是姿勢不良且不加以理會的話，你的腰痛永遠好不了。

所以，首先希望大家能夠學會「正確的坐姿」。

日常生活中，我們坐著的時間格外地長，所以坐姿對於肌肉及筋膜造成的影響，大到超乎想像。

骨盆立起，用坐骨坐好

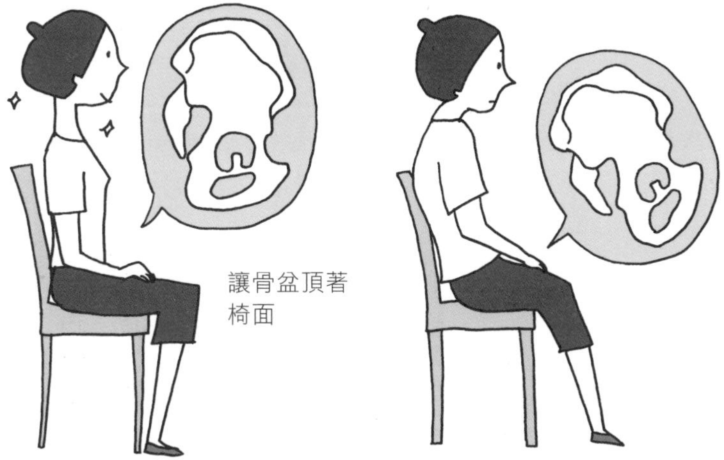

坐姿施加在腰椎上的壓力，比立正站好時多出一・四倍。

一旦姿勢不良，單憑這點原因就會使腰部周圍的壓力增強。

理想的坐姿，上半身應保持背部挺直，和立正站好時一樣。

切記要「骨盆立起，用坐骨坐好」。

坐著的時間一長，坐姿很容易變成後背拱起，上半身靠在椅背上，且骨盆後傾（肛門朝向前方的傾斜方式）的狀態。

正確的坐姿是椅背和腰部之間需夾著毛巾

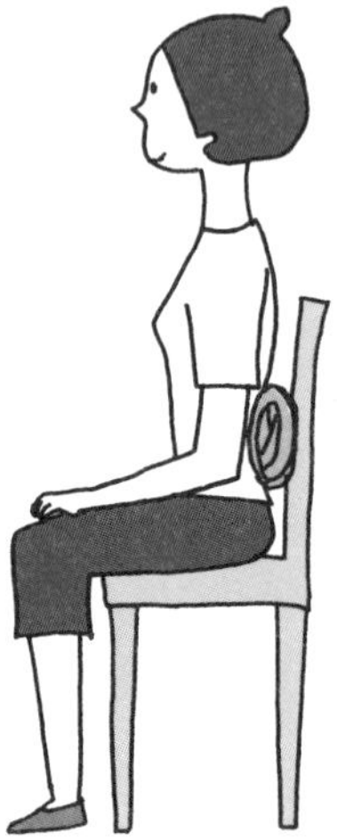

當你變成這種姿勢，臀部和腰部的肌肉及筋膜，就會感到相當大的壓力。

為了避免變成這種坐姿，**坐著時須將位於骨盆下端的「坐骨」頂著椅面。**

這樣一來，骨盆才會適度前傾（肛門朝後的傾斜方式＝骨盆稍微前傾的正常姿勢）。

使腰椎維持自然弧度，也能避免肌肉和筋膜受到傷害。建議大家在椅背和腰部之間塞條毛巾形成腰部的弧度，如此即可輕鬆保持正確坐姿。

另外，也能夾著五百毫升容量的保特瓶取代毛巾，若能維持保特瓶不掉落，就能鍛鍊出維持腰椎弧度需要的肌力了。

站立或行走時，想像上方有條繩子吊著身體

接下希望大家能學會「正確的站姿」。

站立時，要感覺頭頂上方有條看不見的繩子吊著頭部，使背部挺直。此外，肚臍需稍微用力，讓骨盆適度前傾，使肛門朝向後方的感覺。

而且，還得「刻意使肋骨與骨盆之間拉開距離」，留意脊椎（背骨）呈現自然的弧度，以便讓造成腰痛的肌肉及筋膜減輕壓力。

走路時，只需要維持這種姿勢，將雙腳左右輪流往前跨出去即可。

免除腰部負擔，正確站姿及走路姿勢的要點

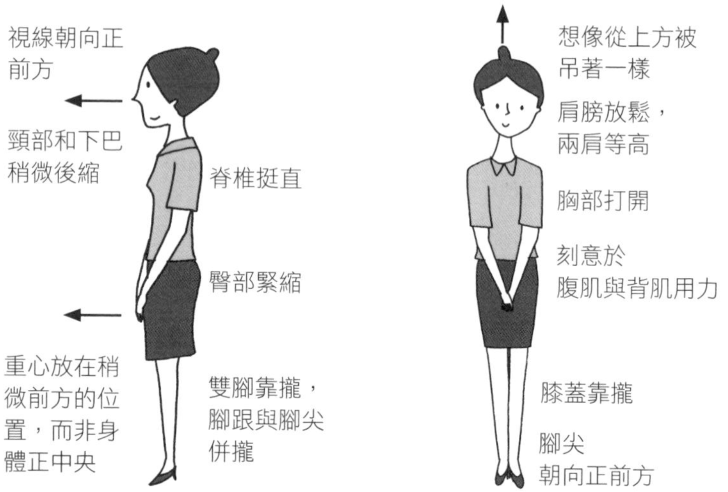
視線朝向正
前方
頸部和下巴
稍微後縮
脊椎挺直
臀部緊縮
重心放在稍
微前方的位
置，而非身
體正中央
雙腳靠攏，
腳跟與腳尖
併攏
想像從上方被
吊著一樣
肩膀放鬆，
兩肩等高
胸部打開
刻意於
腹肌與背肌用力
膝蓋靠攏
腳尖
朝向正前方

☑檢查自己有沒有做錯

- □脊椎是否過度後彎，是否駝背？
- □有沒有收下巴？
- □站著時是否雙手抱胸？
- □肩膀有沒有左右不等高？
- □是否將重心放在單腳上？

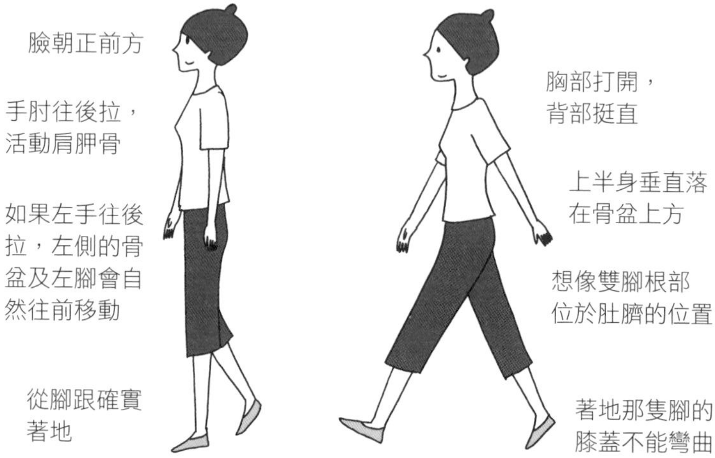
臉朝正前方
手肘往後拉，
活動肩胛骨
如果左手往後
拉，左側的骨
盆及左腳會自
然往前移動
從腳跟確實
著地
胸部打開，
背部挺直
上半身垂直落
在骨盆上方
想像雙腳根部
位於肚臍的位置
著地那隻腳的
膝蓋不能彎曲

想像腰部總是維持在很高的位置，刻意將手肘往後拉，擺動雙臂。感覺被手臂引導一般，以髖關節為軸心，將腳往前跨出去之後，從腳根著地。

大家要想像雙腳根部位於肚臍的位置，才容易從髖關節將腳跨出去。

依照人體的構造，這就是最自然的走路方式，不容易造成臀部及腰部的負擔。

彎膝不彎腰，減少腰部負擔

站在洗臉盆前洗臉，或是用吸塵器吸地，還有將放在地板上的物品拿起時，在日常生活中需要彎腰前屈的機會出乎意料地多。

若想盡可能減少腰部負擔，類似這些彎腰或前屈的姿勢，最好能免則免。

哪怕每次加諸在腰部的壓力僅有微乎其微，但是周而復始將「聚沙成塔」，可能成為腰痛的導火線。

針對不同姿勢造成腰部負擔之變化的相關研究，以下述這項研究最為知名。

瑞典一名骨科醫師阿爾夫．那切森，曾著手調查姿勢改變後，加諸在腰椎（第三腰椎的椎間盤）上的壓力會出現何種變化。

假設以垂直站立時的站姿壓力為基準（一〇〇），**前傾時腰部的負擔會達到一．五倍，坐著時有一．四倍，坐著前傾時則高達一．八五倍。**

◎不同姿勢對椎間盤造成的負擔變化（假設站姿為一〇〇）

站姿	一〇〇
仰躺	二五
站姿前屈	一五〇

坐姿	一四〇
坐姿前屈	一八五
以坐姿將重物拿高	二七五

雖然事實擺在眼前，但在日常生活中，彎腰或前屈的姿勢還是很難避得掉。所以**需要做出彎腰或前屈的姿勢時，最好彎曲膝蓋，避免彎腰。**

尤其用膝蓋打直的姿勢，將擺在地板上沉甸甸的宅配貨物搬起來的時候，一不小心就會誘發**「椎間盤突出」**或是**「腰部扭傷」**。

將放在地上的物品抬高時，人應該移動至物品的正上方，接著請將膝蓋用力彎曲使腰部往下移動，避免彎腰的動作，上半身盡量呈一直線，接著一邊彎曲膝蓋，一邊將物品往正上方抬高。

使用吸塵器打掃時，也要稍微彎曲膝蓋，盡量避免造成腰部負擔。

用點心思保護腰部

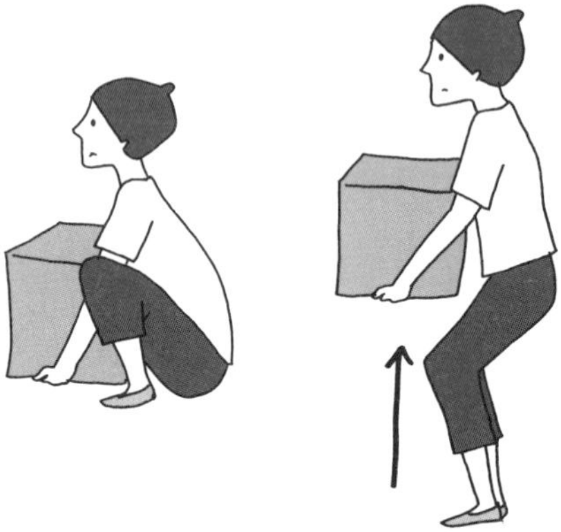

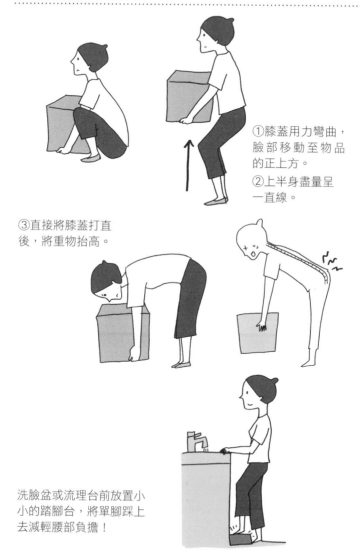

①膝蓋用力彎曲，臉部移動至物品的正上方。
②上半身盡量呈一直線。

③直接將膝蓋打直後，將重物抬高。

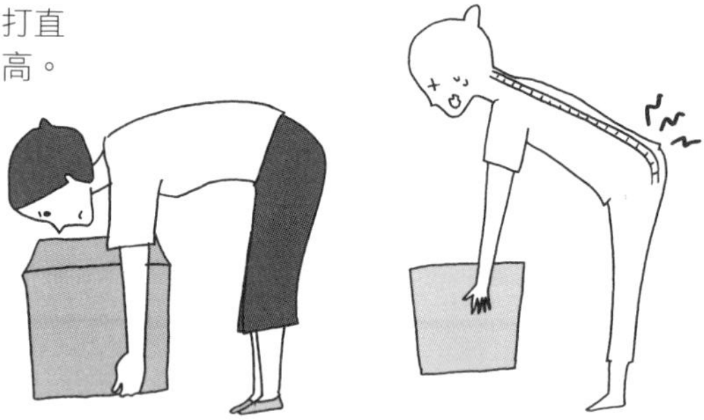

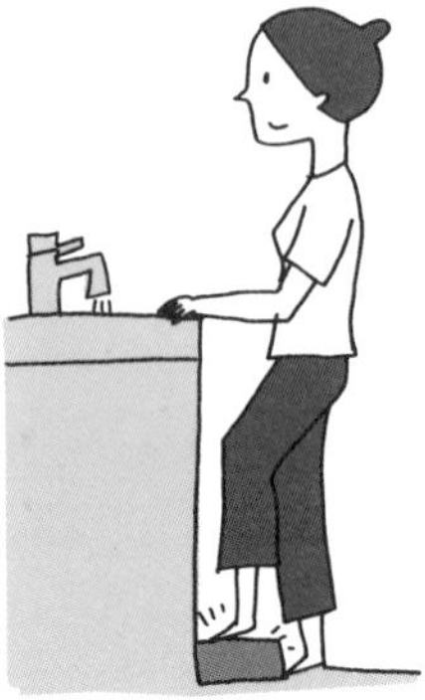

洗臉盆或流理台前放置小小的踏腳台，將單腳踩上去減輕腰部負擔！

基本上，只要使用直立式吸塵器打掃，就能保持後背挺直的姿勢，減輕加諸在腰部的壓力，另外能夠自動打掃的「Roomba」掃地機器人，也能完全免除清掃時會施加在腰部的負擔。

早上站在洗臉盆前洗臉、刷牙及漱口時也是一樣，請將膝蓋稍微彎曲，盡可能避免上半身前彎。

如能在洗臉盆前放置小小的腳踏台，再將單腳踩上去的話，也能減輕腰部負擔。

做菜時也一樣，膝蓋稍微彎曲，或是在流理台前放張腳踏台讓單腳踩上去，也可以稍微減輕施加在腰部的壓力。

坐在椅子上要站起來時，也能多用點心，例如起身前換個姿勢淺坐在椅子上，再將雙腳往臀部正下方靠過來。

接著上半身盡量保持垂直狀態，並將體重落在雙腳上，然後膝蓋打直站起來即可。

這樣一來，就能妥善運用到膝蓋的屈伸和腳力，因此能減輕因彎腰或前屈對腰椎造成的負擔。

早上睡醒後，從床鋪起身時也是一樣，如果從仰躺著膝蓋打直的姿勢，突然用力將上半身抬高的話，對腰部將造成傷害。

所以最好將膝蓋彎曲橫躺後，再用雙手一邊支撐上半身的重量，同時慢慢地起身。

任何一種姿勢都不能維持太久

不管是如何正確的坐姿、站姿或是走路姿勢，一直保持同一種姿勢的話，臀部和腰部的肌肉與筋膜就會囤積壓力，形成腰痛。

所以大家要切記，同一種姿勢不能長時間維持太久。

肌肉與筋膜，天生就是用來時而伸展時而收縮。

明知如此卻長時間維持同一種姿勢的話，不管是肌肉或是筋膜，伸縮機會都會減少，少動自然就會從緊繃及僵硬萎縮的狀態，演變成硬塊。

睡眠期間我們會無意識地翻身，這也算是一種安全措施，避免我們因為同一種姿勢導致肌肉和筋膜僵硬。

即便類似新幹線或客機這種依循人體工學製作而成的舒適座椅，強迫身體長時間坐著的話，壓力還是會累積在身上。

這種壓力可說是肌肉與筋膜發出的「求救訊號」，提醒你「差不多讓換個姿勢了」。此時最好在座位上動一動身體，或是定期起身去上上廁所吧！

在家也是一樣，一屁股坐在鬆軟沙發上，就會像長了根一樣，容易長時間一直用相同姿勢看電視或上網。

一直坐著的時候，請大家也要定期變換姿勢，同時**提醒自己每二十至三十分鐘該起身一次，然後在屋裡稍微走動走動。**

尤其上班坐在辦公桌前聚精會神時，很容易一直維持同一種姿勢，忽視肌肉及筋膜發出的求救訊號。

坐在辦公室工作時，上半身的背部會拱起，變成駝背姿勢，下半身的髖關節會彎曲，腰部幾乎固定不動，變得硬梆梆。

這樣會導致腰部及肩膀的肌肉和筋膜出現緊繃及沾黏現象，恐會誘發腰痛及肩膀痠痛。

坐辦公室工作時，最好要換個「無法讓人安穩工作的」姿勢。每二十至三十分鐘安插空檔小憩片刻，稍微起身走一走吧！

平衡球反而無法改善腰痛

有些人會用平衡球取代椅子來預防腰痛。所謂的平衡球，是種大型的橡膠球，整個人的體重坐上去也不會破裂，構造十分堅固，一般用於復建或用來運動。

光是坐在橡膠球上，就必須具備平衡感，維持球體穩定，人才不會倒下去。

由於會活動到腰部、腹部及背部等體幹肌肉，因此大家都相信能用來預防腰痛。

但是**部分會腰痛的人，坐在平衡球上反而會出現反效果。**

因為要讓不穩定的球體穩定下來，腰部肌肉和筋膜會傾向於固定不動，所以會導致僵硬萎縮和沾黏。

如果你坐在平衡球上，能夠確實感覺到腰痛減輕了，那就另當別論，假使腰痛沒有改善，還反過來惡化的話，最好別再聽信小道消息，深信「平衡球能有效解決腰痛」了。近年來，不斷有研究報告證實，「久坐不益健康」（據說久坐對健康的危害甚於吸菸，而且坐著的時間愈長愈容易發胖，也容易罹患癌症及心臟病），在美國導入**「升降桌」**站著工作的公司，也愈來愈多了。

誠如第一〇一頁所示，站著時加諸在腰部的壓力比坐著時小，但是用相同姿勢一直站著的話，肌肉和筋膜還是很容易固定不動。

總而言之，不管用哪一種姿勢，每二十至三十分鐘應稍微小憩片刻，稍微走動一下。

鞋子、包包、寢具怎麼選才能保護腰部

許多飽受腰痛之苦的患者，都會來問我「穿哪一種鞋子比較好？」「揹哪一種包

包比較好？」「可以告訴我睡哪一種寢具最好嗎？」因此，接下來就來分別為大家解答。

◎穿哪一種鞋子比較好？

在鞋子方面，還是以慢跑鞋或運動鞋最為理想。

因為不管身體偏向前後左右哪個方向，都容易保持正中姿勢，而且也容易活動。

運動廳的鈴木大地長官（首爾奧運男子一百公尺仰式金牌得主），便曾提出「穿運動鞋上班」的提議，在當時掀起一陣話題，上班族假使情況允許的話，最好能參考這項建議。

如果公司不允許或是對客戶會感到不好意思，就算非得穿皮鞋，目前亞瑟士等運動用品生產商已推出穿起來像運動鞋一樣的「上班族休閒鞋」，像這類的鞋子，大家或許能參考看看（另外似乎也有貼合性高的女性高跟鞋）。

是過大或過小的鞋子，就算是慢跑鞋或運動鞋，光是站著或走路就會在臀部及腰部造成肌肉和筋膜負擔。

所以大家千萬別在網路上購買無法試穿的鞋，請前往實體店舖試穿後，購買貼合自己雙腳的鞋子。

無論如何，大家別忘了前提是必須遵守之前已經學過的正確站姿和走路方式！

◎揹哪一種包包比較好？

有關於包包這方面，什麼形狀都無所謂，但請不要一直用同一種姿勢揹包包。假使你已經習慣用右肩揹側肩包，記得偶而也要改用左肩來揹包包。

另外還可以視不良姿勢，變化包包的使用方式。

容易駝背所以背部會拱起的人，可以揹後背包，利用包包的重量使左右側肩胛骨靠攏，有助於緩解駝背姿勢。

腰部腰椎前凸角度過大或是小腹突出的人，可將後背包揹在胸側至肩膀處，藉由包包的重量使重心往前移動，作為改善不良姿勢的第一步。

◎睡覺用哪一種寢具比較好？

選購寢具時，我通常會建議患者**避免挑選過軟的彈簧床或日式床墊。**

承前所述，睡眠期間一直保持相同姿勢，肌肉和筋膜會出現僵硬萎縮與沾黏現象，為了預防這種現象，我們才會在不知不覺間翻身。

但是當彈簧床或日式床墊過軟的話，會讓人很難翻身。

依照寢具生產廠商的說法，認為睡眠期間也能維持和站立時相同姿勢的彈簧床及日式床墊對身體最好，其實這是指和寢具生產廠商廣告裡採用的模特兒一樣，擁有理想身材且不會腰痛的人。

姿勢不良，身患腰痛的人，如果選用這種能保持一慣姿勢睡眠的寢具，只會讓不良姿勢和腰痛永遠擺脫不了。

所以建議大家選用稍微硬一點的彈簧床或日式床墊。

每一公斤體重每日應攝取一公克蛋白質

想要改善腰痛，飲食習慣也能幫上大忙。

攝取進體內會形成熱量（能量）的三大營養素（脂質、蛋白質、醣類）當中，**能夠改善腰痛最關鍵的營養素，就是蛋白質。**

因為肌肉是由**「肌動蛋白」**和**「肌凝蛋白」**組成，筋膜是由**「膠原蛋白」**與**「彈性蛋白」**組成，這些都屬於蛋白質。

當身體缺乏蛋白質，肌肉及筋膜的品質就會下降。極端欠缺蛋白質的話，別說是筋膜了，甚至可能導致肌肉減少。

萬一支撐關節的肌肉變少了，韌帶、軟骨及椎間盤的負擔就會增加，導致筋膜緊繃，才會誘發腰痛及肩膀痠痛。

蛋白質由二十種**「胺基酸」**組成，其中九種為無法於體內合成的**「必需胺基酸」**。

蛋白質在我們體內會先分解成胺基酸，然後再度合成為蛋白質，反覆這樣的循環（新陳代謝）。

這種循環率無法達到一〇〇%，因此必須從每日的飲食當中，攝取內含必需胺基酸的蛋白質。

內含於食物當中的蛋白質，會在體內分解成胺基酸後，再被身體吸收。

一般總說吃下魚翅或豬腳這類所謂的膠原蛋白食物之後，「肌膚會變得充滿彈性」，其實這些膠原蛋白並不會直接精準地轉變成肌膚的膠原纖維。

所以我不建議大家積極攝取膠原蛋白食物，而是希望大家多吃些均衡內含必需胺基酸，即「胺基酸積分一百分」的蛋白質來源食物。

具體來說，大家應提醒自己，一天當中必須攝取到肉類、海鮮類、蛋、牛奶或乳製品、大豆或大豆食品這五種蛋白質來源，才能避免蛋白質不足。

大家應大略了解一下自己必需的蛋白質攝取量。

一日的蛋白質攝取量，每一公斤體重需要一公克左右。假使你的體重為五十公斤，就需要攝取五十公克的蛋白質，七十公斤的人則需要七十公克。

一個手掌大的肉類（一百公克），或是一片魚肉（八十公克），能攝取到十五至二十公克的蛋白質。除此之外，一個雞蛋內含七公克蛋白質，一杯牛奶（二百CC）內含七公克蛋白質，一盒納豆（五十公克）內含八公克蛋白質，三分之一塊豆腐（一百公克）可攝取到六公克的蛋白質。

只不過，就算每餐攝取二十公克以上的蛋白質，還是很難被身體吸收。如果蛋白質無法分成三餐攝取且三餐皆達必須攝取量的話，最好吃些水煮蛋、豆漿或優格當點心加以補充。

精神上的壓力也會對腰痛帶來不良影響

腰痛有些時候是精神面引起的。

當你在精神上飽受壓力時，自律神經中會使身心變緊張的「交感神經」就會處於優勢。

一旦交感神經位於優勢，肌肉和筋膜都會容易變緊繃，於是血管會收縮，導致血液循環變差，引發僵硬萎縮和沾黏現象，而容易產生硬塊。

尤其好勝且個性總是心浮氣躁的人，更需要特別留意，這類型的人有個專有名詞，稱作**「A型性格」**（以下簡稱A型人）。

這項A型人理論是在一九五〇年代後期，由美國的弗里德曼醫師和羅森曼醫師所提出，指出心臟病與某種性格有關係。

據說他們是看到了心臟病門診患者在待診室總是心浮氣躁的模樣，才會開始著手這項研究。

A型人具有下述特徵，請大家檢查看看自己符合了哪幾項。

◎A型人的特徵

□對自己充滿自信，和他人競爭時只想贏不想輸。
□每天忙個不停，平時總是被時間追著跑。
□容易因為一點小事感到緊張或心浮氣躁。

□想要同時進行多項工作。
□曾經因為微不足道的事情動怒。
□說話速度快，而且時常說話很大聲。
□不喜歡大排長龍，例如排隊等結帳。
□凡事都要從頭做到完才肯罷休。
□吃飯速度總是很快。

A型人抗壓性差，交感神經容易亢奮，因此除了腰痛之外，血管收縮導致心臟負擔變大，進而罹患心臟病的風險相當高。

一個人的個性或許很難改變，但是至少應「留意自己存在哪些A型人的性格」，才能以冷靜的態度客觀檢視自己，抑制交感神經亢奮，避免肌肉及筋膜緊繃造成腰痛。

就像找到一個喜歡的運動或興趣一樣，大家不妨試著找出能夠抒解壓力、擺脫焦躁情緒的方法吧！

髖關節活動不順暢，腰椎和椎間盤就愈勞累

身體的動作，和足球或棒球一樣，全都需要分工合作。一旦某處關節動起來卡卡的，就需要其他關節耗費更多力氣提供協助。

例如在足球場上，某位選手不小心犯規領紅牌退場了，此時就得以少一個人的十人隊伍上場應戰，每位選手在攻擊及守備方面的負擔會變大，對球隊來說十分不利。

同理可證，當某處關節活動不順暢時，其他關節的負擔就會增加，因此周圍的肌肉和筋膜會發生緊繃和僵硬萎縮現象，產生硬塊而容易導致腰痛。

腰椎、骨盆及髖關節屬於三位一體的關係，誠如前文所述，已重申過數次，這樣的連動關係一旦發生問題，就會造成腰痛。

這種三位一體的連動關係，稱作**「腰椎骨盆律動」**。

為什麼腰椎骨盆律動失常容易引發腰痛，就是因為骨盆和髖關節動起來卡卡的時候，腰椎就必須動得比平時更厲害，才能彌補骨盆和髖關節活動不順暢的問題。

前彎時，假使骨盆前傾（往前傾倒）與髖關節屈曲（彎曲）做的不到位，腰椎為了協助前彎動作，就得過度屈曲。

上半身從前彎動作回到原位時也一樣，骨盆後傾（往後傾倒）和髖關節伸展（延伸）沒有做到位，腰椎便會過度伸展。

這兩種情形，都會使得腰痛徵結的腰椎、椎間盤、韌帶承受過大的壓力。

久坐少運動，會增加腰椎負擔

下半身肌肉衰退，也會導致腰椎骨盆律動失常。

研究指出，過了三十歲之後，如果缺乏運動的話，每年肌肉與肌力會下降〇．五至一．〇％。

過去常說「老化從下半身開始」，也就是在說，下半身的肌肉容易衰退。因為下半身的肌肉體積龐大且充滿力量，雖然一般人總以為大塊又有力的肌力應該不容易衰退才是，事實卻正好相反。

上半身的肌肉不像下半身如此龐大有力，但是通勤時拿著包包，或是上超市買東西提籃子時，都能鍛鍊得到。

然而，想要鍛鍊大塊又充滿力量的肌肉，需要相當大的負荷才行。光是站著並不足以鍛鍊肌肉，日常生活中的動作也無法提供足夠的刺激，當你沒有做些慢跑或是肌肉訓練……等運動積極鍛鍊的話，下半身的肌肉很容易衰退。

一旦肌力變差，肌肉就會出現僵硬的傾向。在這種狀態下從事相同工作時，疲勞會累積在身上，這種情形也會連帶使得肌肉柔軟度變差。柔軟度變差之後，肌肉能活動的範圍會縮小，於是將進一步導致肌力衰退，陷入惡性循環當中。

我常在人潮擁擠的車站內，看到大家大排長龍依序等著搭手扶梯的景象，但是轉頭一看，設置在一旁且爬升距離不算長的樓梯，卻空無一人使用。

樓梯也是鍛鍊下半身絕佳的場所之一，所以在合理範圍內，請大家提醒自己多爬樓梯吧！

Q 筋膜放鬆操在哪些時候看不出成效？

A 無法解決急性傷害的問題。

因固定姿勢或不良姿勢所導致的腰痛、肩膀痠痛、疲勞、手腳冰冷…等慢性症狀，筋膜放鬆操都能輕鬆緩解。

但是筋膜放鬆操並非萬能，有些問題還是無法解決。

最具代表性的例子，就是骨折、碰撞、扭傷這類的急性傷害（外傷）。

這種傷勢請上骨科求診並接受治療。

假使不上骨科求診，受傷期間只靠筋膜放鬆操的話，恐怕傷勢會惡化。

等到傷勢痊癒進入復建期後，筋膜放鬆操保證有助於修復受傷後的肌肉和筋膜。

Column 腰部訓練 Q&A

Q 哪些人不適合做、不建議做筋膜放鬆操？

A 孕婦、產婦、骨質疏鬆症的人請避免做筋膜放鬆操。

有些人不適合做筋膜放鬆操，這些人包括正在懷孕與剛生產完的女性，還有骨骼脆弱容易骨折的骨質疏鬆症（參閱第一六〇頁）患者。

懷孕與產後一個月內，體幹及骨盆周圍嚴禁任意刺激，就算筋膜放鬆操的刺激性低，也應避免。

被診斷出骨質疏鬆症的人，同樣不能做筋膜放鬆操，因為恐有骨折之虞。尤其將體重落在浴巾捲上時，會有發生壓迫性骨質（參閱第一五九頁）的危險。

筋膜放鬆操主要針對原因不明的非特異性腰痛，所以類似車禍後遺症這類清楚明白原因為何的腰痛，應上醫療機關接受診斷。

還有身患其他疾病的人，請先取得醫師許可後，再來做筋膜放鬆操。

第4章

特定原因的腰痛診斷方式及治療法

與腰痛息息相關的椎間盤，功用就像緩衡器

腰部的「椎間盤」，與腰痛有著密切關係。後續將為大家說明，深受許多人困擾的**「腰椎椎間盤突出」**，就能證明一切。

誠如一再重述的內容，腰痛起始於臀部肌肉變硬，因此會衍生出骨盆、腰椎、髖關節發生異常。

此外，會引發腰部肌肉和筋膜僵硬萎縮與沾黏現象，形成硬塊（索狀結節與激痛點），容易導致腰痛加劇，也全是因為腰椎椎間盤異常的關係。

背骨的椎體之間，都會夾著一片椎間盤，緩和著地時的衝擊，發揮緩衝器的功能。

椎體屬於堅硬的骨骼，所以當椎體與椎體直接接觸的話，走路或跑步時的衝擊將直接傳導至椎體。

腰椎椎間盤突出的形成機制

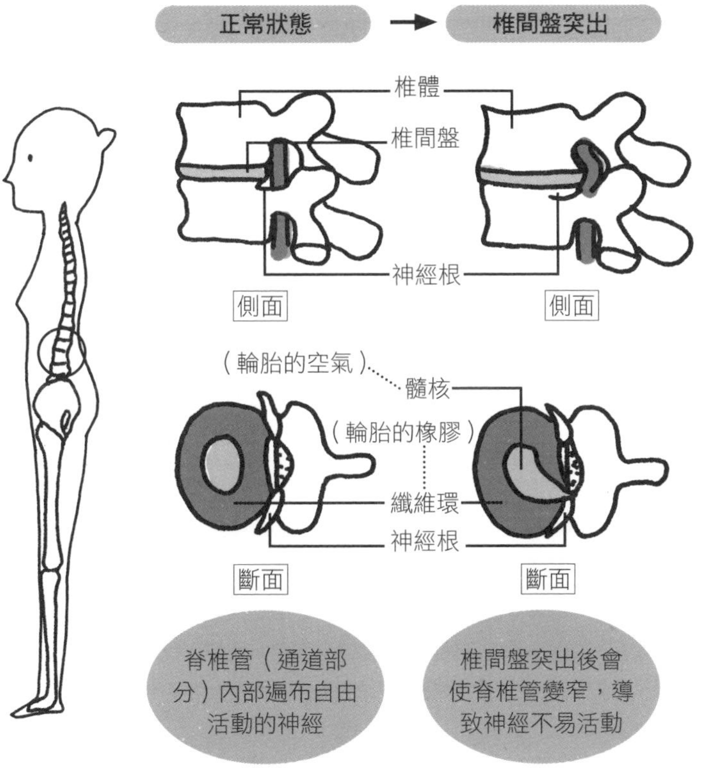

椎間盤＝緩和著地等衝擊的緩衝器
屬於軟骨的一種，並沒有血管、淋巴管及神經通過
需花時間才能回復正常

纖維環＝輪胎的橡膠
髓核＝輪胎的空氣

頭蓋骨蓋在背骨的最頂端，此處存在非常重要的大腦。為了保護這個重要的大腦免受衝擊，因此椎體之間會存在椎間盤，避免衝擊直接影響到大腦。

光是這部分的椎間盤，便佔背骨整體高度的五分之一至三分之一，用於緩和衝擊。

背骨愈往下的地方，荷重也容易加大，所以類似緩衝器用途的椎間盤，也是愈下方的厚度愈厚。

腰椎最大的椎間盤，厚度達九至十毫米左右，大約有手機這麼厚。

從上方觀察這些椎間盤的話，會呈現圓盤狀，外型類似汽車的輪胎（輪胎的空氣部分相當於**「髓核」**，周邊的橡膠部分相當於**「纖維環」**）。

相當於輪胎空氣部分的髓核，有70至90%是由水分形成的果凍狀組織。除了水分之外，大部分的成分皆為**「蛋白聚糖」（醣類與蛋白質結合而成的物質）**。具有保水力與彈性，如同輪胎的空氣一樣，承受外力時能隨意變形，提高緩衝性。

纖維環類似輪胎的橡膠包覆著空氣一樣，纖維狀組織在髓核周圍包覆了好幾層加以保護著。

髓核和筋膜一樣，都是由膠原纖維這種蛋白質所形成。無數的膠原纖維有如螺旋狀分布交織，纖維和纖維之間幾乎呈直角交錯般交叉，以提高強度。

當某些外力壓迫到髓核時，纖維環就會出現由內往外拉扯的力量，藉由這種方式使髓核位於正確的位置。

無血管且常隨年齡增長衰退的椎間盤，易受壓力影響

腰部椎間盤與腰痛息息相關，這是因為椎間盤容易因各種壓力而受損。

當椎間盤無法發揮功能，周圍的肌肉及韌帶就會為了支援椎間盤而增加負擔，累積疲勞。

當這些疲勞出現慢性化的現象，就是筋肉和筋膜僵硬萎縮與發生沾黏，也就是會誘發腰痛的硬塊（索狀結節與激痛點）。

為什麼椎間盤容易受損，最大的原因就是椎間盤裡連一根血管也沒有，所以疲勞很難回復。

椎間盤屬於軟骨的一種，不只椎間盤，軟骨中也完全沒有血管、淋巴管及神經通過。

軟骨會覆蓋在形成關節的骨骼末端，避免骨骼與骨骼直接接觸。此處隨時都在活動，因此要是有血管、淋巴管或神經通過的話，很容易發生問題，所以軟骨中才會完全沒有血管、淋巴管或神經通過。

我們會透過呼吸吸取氧氣，藉由食物攝取營養素，再將二氧化碳、糞便及尿液排出體外。

所有的細胞都不能欠缺氧氣和營養素，也必須將二氧化碳及老廢物質排泄出去。

將氧氣和營養素送達細胞，承接二氧化碳與老廢物質的組織，就是血液。血液通常會從毛細血管供給細胞氧氣和營養素，但是沒有血管通過的椎間盤⋯等軟骨，便無法藉由血液供給氧氣和營養素。

取而代之的，則是當椎間盤受外力壓迫後，會像內含水分的海綿用力一擠滲出水分一樣，內含二氧化碳與老廢物質的血液會滲漏出來，再融入遍布於周遭的血管。

接下來當外力解除不再受到壓迫之後，會像乾燥的海綿充分吸飽水分一般，從周圍吸收新鮮血液，以獲取氧氣和營養素。

相較於藉由血管輸送血液的方法，海綿式的血液交換方式，肯定效果較差。

因此，**包含椎間盤在內的軟骨細胞，通常新陳代謝速度慢，受傷後需要一段時間才能完全回復。**

最快的話，有些人自從過了二十歲左右開始，在髓核內維持水分的成分（蛋白聚糖）就會減少，體核會變硬，使得椎間盤機能衰退。

此時假使姿勢不良或是一直維持相同姿勢，藉此不斷施加壓力的話，椎間盤的彈性就會慢慢喪失，以致於背骨的穩定性和可動性愈來愈差。

為了應付這種現象，於是周圍的組織必須努力提供協助，所以腰部周圍會疲勞和緊繃，進而容易形成腰痛。

約15%的腰痛原因都很特別

之前本書曾提到，85%左右的腰痛皆屬於「非特異性腰痛」，不過從本章開始，將針對經醫師診療或是透過影像檢查後，可以找出特定原因的「特異性腰痛」為大家進行說明。

大約有15%曾上醫療機關求診的腰痛患者，皆被診斷為這類的特異性腰痛。特異性腰痛造成的疼痛現象，絕大多數都無法單靠放鬆臀腰增加柔軟度，或是在嘗試筋膜放鬆操後就能解除。

如果大家有發覺自己出現哪些症狀，請向骨科醫師求診並接受治療。

雖然我反對動手術治療腰痛，但是也會在書中詳述骨科相關手術，讓大家對特異性腰痛的治療方式具備基本的認識。

①「腰椎椎間盤突出」是椎間盤發生異常

除了臀部及腰部會痛之外，雙腳會出現刺痛的神經症狀，或是雙腳很難施力時，就要懷疑是前文所述的**「腰椎椎間盤突出」**。

腰椎椎間盤突出，就是位於腰椎之間具緩衝器功能的椎間盤出現異常。椎間盤因老化變脆弱，或是因為姿勢不佳⋯等因素，持續在椎間盤不當施力後，椎間盤就會發生異常。

這時候理應位在椎間盤接近正中央位置的髓核，會偏向某個方向，將纖維環從內側壓迫朝外膨脹，或是將纖維環擠破朝外突出。

這就是所謂的椎間盤突出（突出意指「物體高突出來」）。

突出現象在脊椎（背骨）的任何一處都可能發生，其中最容易發生突出現象的地方，就是上半身重量往下壓，必須承受莫大壓力的腰椎椎間盤（腰椎椎間盤突出好發於五節腰椎中荷重最大，由上數下來第四節與第五節之間）。

當纖維環不正常偏向一邊，或是髓核從纖維環突出的部分壓迫到周遭組織，就會出現疼痛及麻痺現象。

突出部分只要觸碰到連結上下腰椎的韌帶，位於韌帶的神經就會感到疼痛。而且從大腦延伸至下半身的神經束，還會從腰椎之間穿出來。

當突出部分觸碰到這些神經束，受這些神經支配的雙腳及臀部將出現疼痛及麻痺現象，變得不容易施力。

除此之外，**目前發現吸菸、精神壓力大及抑鬱的人，也都容易出現椎間盤突出的症狀。**

患有椎間盤突出的癮君子必須戒菸，對於精神壓力大或是有抑鬱症狀的患者，對症下藥也是很重要的課題。

腰椎椎間盤突出的診斷及治療方式

想要檢查腰椎椎間盤突出，大致有兩個步驟。

首先需仰躺下來，雙腳伸直後抬高看看。此時若是臀部及雙腳出現刺刺麻麻的神經症狀，就要懷疑患有腰椎椎間盤突出。

除此之外，還能檢查雙腳大拇趾用力後的情形，假使有腰椎椎間盤突出，雙腳就會不容易使力。

再者，神經受壓迫（侵害）後筋肉的活動會變差，所以肌肉會削減變細。長久以後，肌肉會萎縮，因此目視就能看出左右差距，另外也能經由ＭＭＴ（徒手肌力檢查）徒手檢視肌力的衰退情形。

接下來的步驟，需進行影像檢查。影像檢查又分成「Ｘ光線攝影檢查」和「ＭＲＩ

（核磁共振成像）檢查」。

如果椎間盤突出來了，腰椎與腰椎之間就會變窄（透過Ｘ光線攝影發現腰椎與腰椎變窄時，就要懷疑有椎間盤突出）。

類似椎間盤這樣的軟骨，無法用Ｘ光線清楚拍攝出來，此時若要診斷是否確實有突出現象，就得靠ＭＲＩ檢查才能將軟骨拍攝得一清二楚。

只不過，**就算透過ＭＲＩ影像確認椎間盤有突出現象，假使沒有發生疼痛或神經症狀，對日常生活不會造成影響的話，通常不會有太大問題。**

反過來說，就算椎間盤沒有突出現象，但是會出現疼痛或是神經症狀時，就需要設法解決這些問題。

另外，即便為非特異性腰痛，很多案例經影像檢查後，都會發現患有椎間盤突出或是椎間盤症狀。

腰椎椎間盤突出的治療方式，大略有兩大方向。

一種是**「保守治療」**，另一種是**「手術療法」**。所謂的保守治療，是在不動手術的情形下，設法減輕因椎間盤突出的刺激所導致的疼痛及神經症狀，通常會在疼痛強烈的時期選擇這種療法。

疼痛很強烈的時候，任何治療都無法進行，建議持續細心靜養，在腹部穿戴束腹帶，保護腰椎和椎間盤。

有時還需服用止痛藥及塞栓劑。

吃藥或塞劑也無法緩解疼痛時，會在傳達疼痛的神經注射局部麻醉劑或類固醇，藉由**「神經阻斷術」**促進血液循環。

進一步詳細分析的話，神經阻斷術還分成**「硬脊膜外注射」**與**「骶骨裂孔注射」**。

和大腦直接連結的脊髓，會在**「硬脊膜」**這層膜保護之下，通過位於脊椎（背骨）

何謂「骶骨裂孔」？

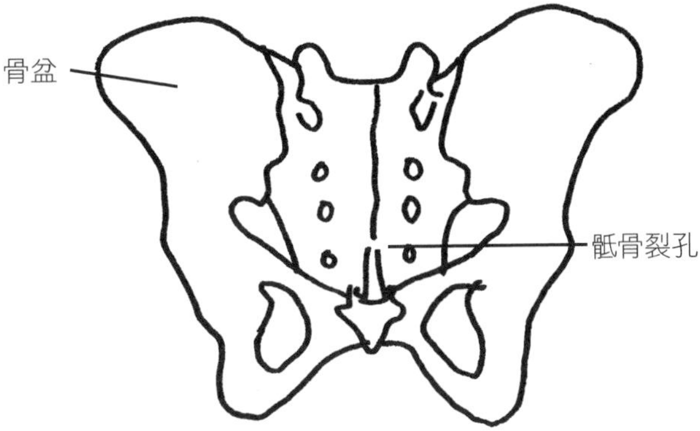

的**「脊椎管」**這條管道，朝向下半身延伸。

硬脊膜外注射，就是將局部麻醉劑或類固醇，注射到這個硬脊膜與脊椎管之間。其中從骨盆上的**「骶骨裂孔」**這個洞，將長針刺進去注射的方式即為骶骨裂孔注射，優點是疼痛的感覺會比硬脊膜外注射輕微。

神經阻斷術屬於對症療法，不少案例在局部麻醉效果消失後，椎間盤突出的疼痛不適皆有所減輕。

這是因為使血管收縮並限制血流量的物質，會從感覺疼痛的患部釋出，但是經由局部麻醉暫時緩解疼痛之後，就能抑制這類使血管收縮的物質分泌出來。

只要血管擴張，血液循環改善後，導致疼痛的物質便能順利排泄出去。

而且血液循環變好，負責免疫功能的白血球會聚集起來。當白血球認定突出部分為異物後，就會加以消化處理，於是突出部分會變小，症狀便能有所改善。

當保守治療也不見效，因強烈疼痛及神經障礙而出現肌力衰退或排尿障礙時，有時就會選擇手術療法。

手術療法包含以外科手術方式將突出部分取出，以及用雷射減輕椎間盤和突出部分的壓力。

② 罹患「腰椎狹窄症」走路姿勢會不正常

中年以後，愈來愈多人罹患的腰痛，通常起因於**「腰椎狹窄症」**。這是從大腦延

腰椎狹窄症的形成機制

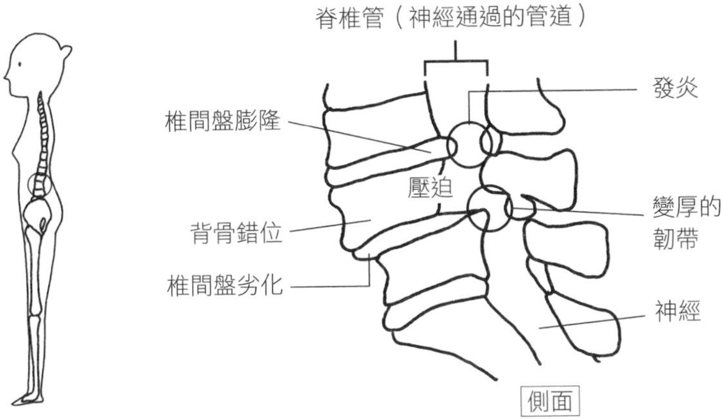

伸出來的脊髓通過的管道，也就是**「脊椎管」**變窄的疾病。脊椎管被脊椎（背骨）與脊椎的關節、椎間盤、韌帶…等組織包圍。

因為上了年紀等因素，當椎間盤機能衰退，周圍肌力下降的話，為了協助椎間盤的運作，環繞脊椎管的關節及韌帶就會變厚。

因此脊椎管會變窄，以致於從脊髓延伸而出通過內部的神經受壓迫，使血液循環受阻後，就會發生各種神經症狀。

腰椎狹窄症，在脊椎的任何一處都會

發生，與椎間盤突出一樣，在體重負擔容易加重的腰椎脊椎管，特別容易變狹窄。

其他諸如腰椎因為某些原因向前錯位的**「退變性腰椎滑脫症」**，也會與腰椎狹窄症同時發生。

難走遠且腰部後彎就痛

腰椎狹窄症會出現下述兩種症狀。

①**難走遠。**

②**腰部後彎就痛。**

接下來針對這些症狀依序作說明。

走路異常，正是腰椎狹窄症最具特徵的症狀之一。隨著年紀增長，腰椎狹窄症惡化之後，得以輕鬆步行的時間將逐漸縮短。

一開始走路時，並不會感覺到有何異狀，但是步行一陣子之後，雙腳會開始疼痛或發麻，出現抽筋的感覺。

當疼痛及發麻現象加劇後，會變得無法繼續行走，不過在前彎並稍作休息的期間，疼痛及發麻⋯等症狀會減輕，讓人又能再次起身邁開腳步。

可是步行一小段距離後，症狀又會再次出現，讓人沒辦法繼續走下去，需要再次休息片刻，等到症狀緩和後才能繼續踏出腳步。

就像這樣，步行時會反覆出現**走路⇓症狀增強⇓休息⇓症狀減輕⇓走路⇓症狀增加⇓休息**⋯⋯的情形，專有名詞稱之為**「間歇性跛行」**。

所謂的「間歇性」，意指在固定時間內會發生或不會發生某種現象。

身體肥胖會增加脊椎管的負擔，使狹窄現象愈發嚴重。所以排斥間歇性跛行而不再步行的話，會因為缺乏運動而容易變胖，因此要特別留意。

這時候將腰部前彎感覺會比較輕鬆，所以不妨柱著拐杖或是推著助行車（手推車），這樣就不會覺得疼痛或發麻，使人能夠邁開腳步行走。

另外也能踩一踩呈前彎姿勢騎乘的腳踏車，這樣也能預防肥胖，有效運動身體。

腰椎椎間盤突出的人，絕大多數是腰部往前彎曲時疼痛⋯等症狀會增強，腰部後彎之後症狀就會緩解。

但是腰椎狹窄症正好相反，因為腰部後彎後脊椎管容易變窄，所以幾乎所有案例都是將腰部後彎而讓疼痛症狀增強，腰部前彎的話症狀才會減輕。

不只是腰痛，所有的症狀及疾病都會因人而異。每一位腰椎椎間盤突出與腰椎狹窄症的患者，不一定都會出現相同的症狀變化。

但是將腰部彎曲伸展後會出現哪些變化，有助於釐清腰痛的原因，屬於十分重要的參考依據。

出現間歇性跛行，或是腰部後彎就會痛的時候，請上骨科透過Ｘ光線、ＣＴ或ＭＲＩ……等方式進行影像檢查，其中又以ＭＲＩ最能有效診斷出腰椎狹窄症。

腰椎狹窄症的主要治療方式，通常採取保守治療，而非手術治療。

疼痛或發麻現象嚴重時，會在傳達痛覺的神經注射局部麻醉劑或類固醇，進行抑制疼痛並促進血液循環的神經阻斷術（和腰椎椎間盤突出一樣，共有「硬脊膜外注射」與「骶骨裂孔注射」兩種方式）。

當間歇性跛行症狀惡化，使人無法自由行走，影響到日常生活時，有時也能選擇手術治療。

手術治療會將發生狹窄問題的部分腰椎**「椎弓」**，以及連結椎弓的韌帶**「黃韌帶」**

切除，使脊椎管擴張。這些手術都會用內視鏡的方式進行，減少患者身體的負擔。

③「閃到腰」扭傷後激痛點會爆發？

腰椎椎間盤突出及腰椎狹窄症，都會因為年紀增長逐漸惡化，引發慢性腰痛。

另外有別於慢性腰痛的「**急性腰痛**」，則是屬於急性發作的腰痛。

最具代表性的急性腰痛，就是「**閃到腰**」。由於會突如其來出現意想不到的劇痛，因此在歐美也稱之為「魔女的一擊」。

閃到腰通常會在拿起重物，或是身體不正常扭轉時發生。即便治癒後，又會很容易復發，甚至於有些患者只是打個噴嚏，或是洗臉時前彎、起身時，就會引發。

閃到腰之後，必須靜養並找出一個不會引發疼痛的輕鬆姿勢。**多數人將膝蓋彎曲**

後橫躺下來，就會舒服許多。

似乎很多人都會利用市售貼布或止痛劑緩解疼痛，靜養個兩至三天就能解除疼痛。

但是當你發現不管採取哪種姿勢還是會痛、靜養後疼痛還是增強、臀部及雙腳出現發麻之類的神經症狀時，應盡早前往骨科求診。

目前仍無法完全釐清閃到腰的原因為何。

醫療機關一般會將閃到腰診斷為**「腰部扭傷」**或是**「腰部挫傷」**，但是經由Ｘ光線或是ＭＲＩ等影像檢查後，絕大多數的案例都找不出腰部有何異常現象（因此有時會歸類於非特異性腰痛）。

我自己針對閃到腰的原因分析如下。

通常會閃到腰的人，腰部肌肉和筋膜都有僵硬萎縮與沾黏現象，且這些地方都會產生許多硬塊（索狀結節與激痛點）。

在這樣的狀態下，腰椎活動起來會不順暢，機能也會變差。於是會因為一些小動作，很容易在腰椎的椎間關節引發扭傷。

發生扭傷後，腰椎上深層肌肉（Inner muscle）的激痛點會引發痙攣，連續出現過度收縮現象。我估計這正是閃到腰後會激烈疼痛的原因。

打噴嚏或前彎時出現的疼痛，推測應是位於背骨側邊的**「多裂肌」**激痛點發生痙攣，起身時出現的疼痛，恐怕是用來活動髖關節的**「髂腰肌」**（其中包含腰大肌）激痛點發生痙攣。

每次我在治療院看到因為閃到腰而搭著計程車趕來的患者，都會視每個人的狀態，針灸在多裂肌或腰大肌的激痛點，做筋膜放鬆操。

處置速度快的人只需一個小時，慢的人也只要兩個小時，症狀就能獲得相當程度的改善。原本動彈不得搭計程車前來的人，大多都能自行走路返家。

即便疼痛暫時緩解了，倘若缺乏運動且長時間坐著不動，日常生活總是維持同一個姿勢的話，肌肉與筋膜又會再次發生僵硬萎縮和沾黏現象，症狀恐怕又會復發。

為了避免症狀復發，請大家要養成習慣，做做第一章介紹的筋膜放鬆操與運動，並參考第三章，在日常生活中維持正確姿勢保護肌肉和筋膜。

④「腰椎滑脫症」的人腰椎會分離嗎？

腰椎共有五節，椎間盤、韌帶、關節等部位會確實連結在一起，並不會前後左右錯位。

但是當椎間盤、韌帶或關節某處發生異常，腰椎滑脫後就會形成**「腰椎滑脫症」**。

腰椎幾乎都會朝前方滑脫，這大概是因為腰椎本身組成形狀的關係，原本就容易朝前方滑脫。

腰椎滑脫症，除了天生異常之外，還能分成**「腰椎分離滑脫症」**與**「腰椎退變性滑脫症」**這兩種類型。

腰椎分離滑脫症，導火線在於「腰椎分離」（五節腰椎中，位於最下方的「第五節腰椎」最常發生分離現象）。

當椎弓細小脆弱的部分負擔太大破裂（分離）後，腰椎就會分離成「椎體」和「椎弓」這兩個部分。在這種狀態下，椎體往前滑脫就是所謂的腰椎分離滑脫症。

腰椎退變性滑脫症，則是因為上了年紀的關係，椎間盤機能衰退導致變形，於是腰椎才會往前方滑脫（腰椎不會分離）。

腰椎分離滑脫症，主要發生在第五節腰椎，而腰椎退變性滑脫症，在第五節腰椎

腰椎狹窄症的形成機制

腰椎退變性滑脫症

．不會伴隨分離現象

腰椎分離滑脫症

．會伴隨分離現象

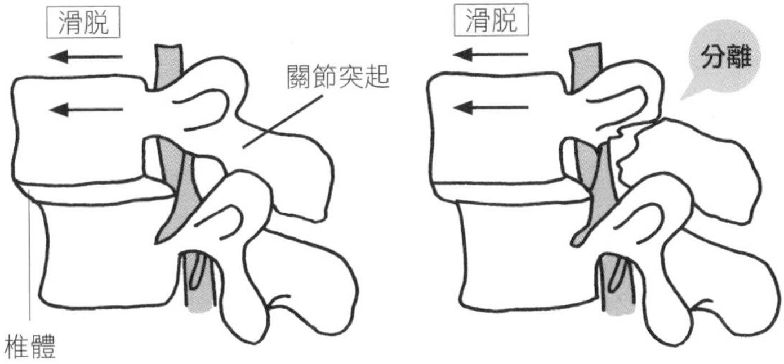

之上的第四節腰椎或第三節腰椎都可能發生。

腰椎退變性滑脫症，是因為腰椎錯位導致脊椎管變窄而壓迫到神經，所以會出現類似腰椎狹窄症的症狀。

假使沒有走一走休息一下的話，會發生無法行走的間歇性跛行、臀部及雙腳疼痛或發麻……等神經症狀。

無論是腰椎分離滑脫症或是腰椎退變性滑脫症，皆需上骨科求診，透過X光線或MRI等影像檢查，確認有無分離或滑脫現象。

腰椎分離的地方或是滑脫的地方不同，出現的症狀也會不一樣，一般來說，腰椎退變性滑脫症的症狀會有比腰椎分離滑脫症嚴重的傾向。

因為發生腰椎分離滑脫症時，椎弓部分會留在原位並不會滑脫，反觀腰椎退變性滑脫症的人，則是腰椎整個錯位了。

一旦關係到排泄的神經發生障礙，有時還會引發**「膀胱直腸障礙」**，影響排尿及排便功能。

腰椎滑脫症不會採取手術方式治療，主要採取保守療法，藉由藥物或束腹帶抑制症狀。

只是當疼痛強烈時，則需要進行硬脊膜外或神經根的神經阻斷術。

當患者演變成完全無法行走，影響到日常生活，或是發生膀胱直腸障礙的情形時，有時會建議動手術切除因錯位壓迫到的部分，或是固定腰椎。

⑤「脊椎壓迫性骨折」（壓迫性骨折）是在不知不覺間骨折了

除了腰痛之外，**當你有背部彎曲、身高縮水⋯等自覺症狀時，應懷疑是否有「脊椎壓迫性骨折」**。

脊椎壓迫性骨折，就是組成脊椎（背骨）的「椎體」骨折了，也可簡稱為「壓迫性骨折」（以下稱作「壓迫性骨折」）。

尤其是六十五歲以上的高齡人士，壓迫性骨折的風險相當高。

一提到骨折，大多會聯想到起因於跌倒⋯等強烈衝擊，然而**壓迫性骨折的特徵卻是在拿取重物，或是向後跌倒屁股著地，出現這類輕微衝擊或壓迫時，椎體上下也會壓裂。**

發生壓迫性骨折的時候，周圍組織的負擔會變大，或是壓迫到神經，進而導致腰痛。尤其從平躺姿勢起身時，會出現明顯疼痛，不過有時候一口氣站起身後，卻又不會出現疼痛。

如果你因為駝背而習慣將身體前屈的話（這種現象稱作「圓背」），椎體前側容易壓裂形成壓迫性骨折。老人家身高會縮水，就是受到背部拱起，椎體上下壓裂後厚度變薄所致。

壓迫性骨折最主要的原因，來自於**「骨質疏鬆症」**。

骨骼是以蛋白質（膠原纖維）為基礎，並由鈣及鎂⋯等礦物質成分結晶而成的堅硬構造。

若將骨骼以鋼筋混凝土建造的柱子作比喻，膠原纖維即為鋼筋，礦物質成分則相當於混凝土。

相當於混凝土的礦物質成分減少，強度就會降低，演變成容易骨折的狀態，即所謂的骨質疏鬆症。佔骨骼體積約莫二分之一的鈣質含量稱作**「骨量」**，骨量減少最大

骨質疏鬆症造成的壓迫性骨折，有時會連續發生。當一個椎體壓裂（骨折）後，連結這個椎體的上下椎體負擔就會變大，因此會接連引發骨折。像這樣接連引發的骨折，稱作**「連鎖骨折效應」**。

女性容易罹患骨質疏鬆症的可能性比男性高出三到四倍

會伴隨腰痛引發壓迫性骨折的骨質疏鬆症，多數起因於骨骼新陳代謝異常。

骨骼不同於一次建造好後便定型的鋼筋混凝土柱子，骨骼和皮膚及肌肉一樣，一直在進行新陳代謝。

在**「骨骼代謝」**過程中，會破壞老舊細胞釋放出鈣質……等物質，然後再從血液中吸收鈣質……等營養素，製造出新的細胞。

骨骼代謝循環正常的話，能維持一定的骨量，萬一骨骼代謝失衡，細胞破壞情形甚於細胞新生時，骨量便會減少，骨骼就會變空洞，因此骨骼才會脆弱而容易骨折。

研究顯示，女性容易罹患骨質疏鬆症的可能性比男性高出三到四倍。

據說在日本有超過一千三百萬人罹患骨質疏鬆症，其中多數為女性的高齡人口。

女性賀爾蒙能抑制**「破骨細胞」**產生作用，阻止骨骼的破壞現象，還能促進**「造骨細胞」**發揮功能，使骨骼新生，有助於骨骼正常代謝。

當女性在四十歲至五十歲停經，女性賀爾蒙分泌量減少後，女性賀爾蒙功能就會衰退，於是骨骼代謝便容易失常。

原本女性的骨量就比男性來得少，因此停經後骨骼代謝失常才容易演變成骨質疏鬆症。

男性賀爾蒙也能促進骨骼新生，但是並不會像女性賀爾蒙一樣，因為上了年紀的關係而急遽減少。

所以男性的骨量比女性多，不容易罹患骨質疏鬆症。

診斷壓迫性骨折，通常會採用X光線或MRI…等影像檢查。此外，當疑似有骨質疏鬆症時，還會測量顯示骨量的「骨質密度」。

因骨質疏鬆症造成的輕度壓迫性骨折，會利用束腹帶…等器具固定腰部周圍，並服用預防骨質疏鬆症的藥物。

靜養後，等到症狀穩定經過大約三至四週時間，就不會再感到疼痛了。

透過乳製品及海鮮類攝取鈣質和維生素D

想要避免因骨質疏鬆症引發壓迫性骨折，切記應從每天飲食持續攝取可作用骨骼原料的鈣。

因為壓迫性骨折導致椎體壓裂而讓後背拱起後，將壓迫到身體內臟（消化器官），使得食欲變差，鈣質的攝取容易減少，所以要特別留意。

除了鈣質以外，也必須小心在骨骼中肩負鋼筋功能的蛋白質不能缺乏。

鈣質是日本人最容易缺乏的營養素之一。

厚生勞働省在『日本人飲食攝取標準（二〇一五年版）』中明定，成年男性每日鈣質的建議攝取量為六五十至八百毫克，成年女性每日為六五十毫克，但是成年男性往往只攝取到四九八毫克，女性僅四九二毫克。

內含大量鈣質的食物，包含牛奶、起司、優格…等乳製品，還有日本鯷…等小魚、蝦米、櫻花蝦…等。

鈣質也內含於巴西利或埃及帝王菜…等黃綠色蔬菜、高野豆腐及油豆腐這類的大豆食品、羊棲菜或海帶芽…等海藻類這些植物性食物當中，不過缺點是鈣質吸收率會比動物性食物來得低。

攝取進體內的鈣質，需有運動的刺激才容易形成骨骼。

雖說是運動，其實類似散步這樣輕鬆的活動就效果十足了，並不需要認真去做哪些運動。大家起先不妨從每天多走一千步（十分鐘左右）開始努力看看吧！

搭乘地下鐵或巴士時，也可以從最近的車站走到下一個車站去搭，或是刻意到遠一點的超商或超市採買，只要你這麼做，一天很容易就能達成多走一千步的目標。

運動障礙症候群會導致健康壽命縮短，腰痛對策能加以預防

近年來，如何延長**「健康壽命」**的話題十分受到矚目。所謂的健康壽命，意指平時不需要看護，身體健康能夠獨立生活的壽命。日本堪稱世界數一數二的長壽國，但是男性的健康壽命比平均壽命大約短少九年，女性大約少了十二年。

目前普遍認為，**「運動障礙症候群」**（Locomotive Syndrome）是縮短健康壽命的原因之一。

運動障礙症候群，就是肌肉、骨骼、關節及軟骨…等運動器官發生障礙，無法獨立生活而需要看護的風險升高的狀態。

與代謝症候群（Metabolic Syndrome）及失智症並列，皆為縮短健康壽命，導致臥床不起或需要看護的三大主因。

引發運動障礙症候群的三大主要原因，為「骨質疏鬆症」、「變形性腰痛（例如腰椎狹窄症…等）」、「變形性膝關節炎」。

也就是說，**日常生活中如能用心保養特異性腰痛並小心預防，就能避免運動障礙症候群三大主要原因中的兩大危險因子。**

多數人都會有先入為主的觀念，認為「運動障礙症候群＝老年人的疾病」。但是，當你因為缺乏運動導致每天都會腰痛的話，很快在年過四〇之後，罹患運動障礙症候群的風險就會攀升。

事實上，包含可能罹患運動障礙症候群的人在內，推估運動障礙症候群的人口將達到四千七百人。

擔心自己會是其中一員的人，請參考日本骨科學會設計的運動障礙症候群檢查表來檢視看看。

◎運動障礙症候群危險程度檢查

①起身檢測法

・無法用單腳從高四十公分的平台上起身⇓「運動障礙症候群危險程度一」

・無法用雙腳從高二十公分的平台上起身⇓「運動障礙症候群危險程度二」

【檢測方式】雙手抱胸坐在平台上，雙腳打開與肩同寬，小腿與地板呈七十度左右。不靠反作用力直接起身，並維持三秒左右。用單腳起身時，抬高那隻腳的膝蓋微微彎曲。

②兩步距離檢測法

雙腳靠攏後，以站姿走兩步，測量兩步距離有多長。

・兩步的距離（公分）÷身高（公分）未達一・三⇓「運動障礙症候群危險程度一」

・兩步的距離（公分）÷身高（公分）未達一・一⇓「運動障礙症候群危險程度二」

【檢測方式】雙腳腳尖齊平，盡可能以最大步幅走兩步後雙腳靠攏。兩步的距離（從起始點測量到著地點的腳尖處）需測量兩次，取較遠的距離記錄下來。

（參考資料：挑戰運動障礙症候群！推廣協議會網站）

「運動障礙症候群危險程度一」代表肌力衰退了，「運動障礙症候群危險程度二」表示步行…等基本活動能力可能變差了。

日本骨科學會建議大家，當你檢查出自己屬於「運動障礙症候群危險程度二」，且會出現疼痛時，應上骨科接受專科醫師診療。

Column 腰部訓練 Q&A

Q 筋膜放鬆操得做多久才能看出效果？必須做到什麼程度才行呢？

A 效果依人而異。盡可能請持之以恆地做下去。

養成做筋膜放鬆操的習慣之後，你會感覺到明顯的變化，例如腰痛減輕了、活動起來變輕鬆了、不容易疲勞了。

但是得持續做多少才能看出效果，需視頻率及症狀…等因素而定，效果會依人而異。有些人才做兩個禮拜，問題就消失了，有些人需要花兩至三個月才能看出效果。

假使你之前一直無視肌肉及筋膜的狀態，置之不理直到惡化的話，就需要很長一段時間才能感覺到效果。

大家必須了解這點，否則你可能會誤以為「筋膜放鬆操根本沒效」，因而半途而廢。請大家留意不起眼的好轉現象，並試著堅持下去。

此外，即便疼痛或痠痛暫時解除了，也要繼續在這些不適部位做筋膜放鬆操。

因為肌肉和筋膜的狀態將出現顯著變化，否則只要疏於做筋膜放鬆操，又會再次發生緊繃及僵硬萎縮現象，說不定還會出現腰痛這方面的疼痛及痠痛症狀。

既然已經學會如何做筋膜放鬆操，千萬別等到身體不適時，再急忙開始做筋膜放鬆操，大家應該像刷牙一樣，養成每天做筋膜放鬆操的習慣，這樣才是最正確的作法。

再說刷牙需要三分鐘的時間，但是筋膜放鬆操只需十秒就能做完囉！

經驗分享

才做五次筋膜放鬆操 一年半來痛苦的腰痛 竟神奇減輕了

（現居於東京都・六十歲左右的主婦）

我只是從椅子上站起來，腰部就會感到劇烈疼痛。

走路時也很難受，但是我實在很想像一般人一樣行走，因此我總是一直忍著痛，不想拿拐杖也不吃止痛藥。

之前曾試過整骨、針灸、脊骨神經醫學等治療方式，遍尋醫療院所卻都看不出成效。

腰痛這一年半以來，實在令我非常困擾。

後來有一天，我上網搜尋解救的方法，終於讓我找到了瀧澤先生的治療院。雖然「筋膜放鬆操」這種治療方式我聽都沒聽過，還是二話不說的打電話去預約了。

電話接通後，瀧澤先生立刻問我：「腰部有沒有動過手術」，我回他：「沒動過手術。」

我在瀧澤先生的治療院接受過幾次療程，著重在臀部施作了筋膜放鬆操。

結果第五次上治療院做完筋膜放鬆操後，確實感覺到臀部、背部及大腿肌肉完全鬆弛開來，也幾乎不會感覺到疼痛了。

困擾我長達一年半時間的腰痛，雖然偶而還是會覺得痛，不過只要做完瀧澤先生教我的筋膜放鬆操後，隔天就會舒緩許多。

一想到之前「白費力氣接受各種治療」，就覺得自己好傻，現在症狀一下子好轉了，真是叫人欣喜若狂。像我習慣剛洗好澡時，趁著身體還溫熱著就開始針對臀部做筋膜放鬆操。多虧這套筋膜放鬆操，除了改善腰痛之外，甚至連左腳腳尖冰冷的現象也解除了，實在一舉兩得。

10 秒筋膜放鬆操！

速效改善惱人腰痛、解除疲勞，活化全身讓你白天有活力、夜晚好入眠

作者	瀧澤幸一
譯者	蔡麗蓉
主編	蕭歆儀
動作示範	王旭亞
人物攝影	Hand in Hand Photodesign 璞真奕睿影像
梳化	Viviana Lee
封面設計	張天薪
內頁設計	關雅云
印務	黃禮賢、李孟儒
出版總監	黃文慧
副總編	梁淑玲、林麗文
主編	蕭歆儀、黃佳燕、賴秉薇
行銷企劃	林彥伶、郭易甫
社長	郭重興
發行人兼出版總監	曾大福
出版	幸福文化／遠足文化事業股份有限公司
地址	231 新北市新店區民權路 108-1 號 8 樓
粉絲團	https://www.facebook.com/Happyhappybooks/
電話	（02）2218-1417
傳真	（02）2218-8057
發行	遠足文化事業股份有限公司
地址	231 新北市新店區民權路 108-2 號 9 樓
電話	（02）2218-1417
傳真	（02）2218-1142
電郵	service@bookrep.com.tw
郵撥帳號	19504465
客服電話	0800-221-029
網址	www.bookrep.com.tw
法律顧問	華洋法律事務所 蘇文生律師
印製	凱林彩印股份有限公司
地址	114 台北市內湖區安康路 106 巷 59 號
電話	（02）2794-5797
初版一刷	西元 2019 年 10 月

國家圖書館出版品預行編目(CIP)資料

10秒筋膜放鬆操！速效改善惱人腰痛、解除疲勞，活化全身讓你白天有活力、夜晚好入眠
/ 瀧澤幸一著；蔡麗蓉譯. -- 初版. --
新北市：幸福文化出版：遠足文化發行,
2019.10
面； 公分
ISBN 978-957-8683-69-3(平裝)
1.腰 2.脊椎病 3.肌筋膜放鬆術 4.健康法

417.5　　107016998